AF568774

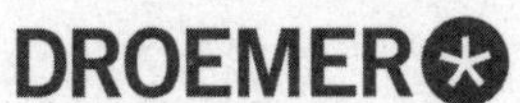

Michael Macht

Hunger, Frust und Schokolade

Die Psychologie des Essens

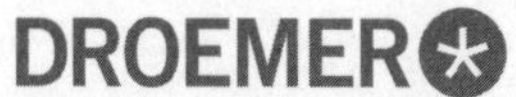

Besuchen Sie uns im Internet:
www.droemer.de

Aus Verantwortung für die Umwelt hat sich die Verlagsgruppe Droemer Knaur zu einer nachhaltigen Buchproduktion verpflichtet. Der bewusste Umgang mit unseren Ressourcen, der Schutz unseres Klimas und der Natur gehören zu unseren obersten Unternehmenszielen.
Gemeinsam mit unseren Partnern und Lieferanten setzen wir uns für eine klimaneutrale Buchproduktion ein, die den Erwerb von Klimazertifikaten zur Kompensation des CO_2-Ausstoßes einschließt.
Weitere Informationen finden Sie unter: www.klimaneutralerverlag.de

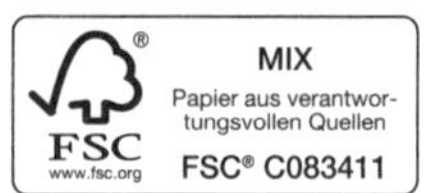

Originalausgabe März 2021
Droemer Verlag

Ein Imprint der Verlagsgruppe
Droemer Knaur GmbH & Co. KG, München

Redaktion: Dr. Caroline Draeger, Hannover
Covergestaltung: buxdesign / Ruth Botzenhardt
Coverabbildung: Shutterstock.com / Chones
Satz: Adobe InDesign im Verlag
Druck und Bindung: CPI books GmbH, Leck
ISBN 978-3-426-27842-0

2 4 5 3 1

Unserer Mutter,
die uns lehrte, gut zu essen

Inhalt

Die Emotionsfamilie

67

Die Wege der Gefühle zum Essen

78

Der Besänftigungseffekt des Essens

93

Die Rätsel des Gefühlsessens

113

Das Gefühl isst mit

»Die Menschen haben ja auch das Essen
zu etwas anderem gemacht: Not auf der einen,
Überfluss auf der anderen Seite haben die Klarheit
dieses Bedürfnisses getrübt.«

Rainer Maria Rilke[1]

Es war das Paradies. In der Kindheit, am Weihnachtsmorgen, erwachte ich vom Duft des Bratens, schnupperte ein wenig und ließ meinen Kopf wieder aufs Kissen sinken. Der Braten briet vor sich hin, und ich schlief ihm entgegen …

Nachdem ich ausgeschlafen hatte, ging ich hinunter in die Küche, die von der Hitze des Ofens aufgeheizt war wie eine Sauna. Meine Mutter stand am Herd, und auf einem Hocker daneben saß meine Großmutter und prüfte aus einer Untertasse schlürfend den Geschmack der Bratensoße, die sie schon zubereitet hatte, damals als meine Mutter noch ein Kind war. Durch das geöffnete Fenster wehte dampfend vor Kälte Winterluft herein. Auf dem Tisch stand die Schüssel mit Knödelteig, auf dem Herd köchelte das Blaukraut, und im Ofen zischte der Braten. Ich konnte das Essen kaum erwarten. Noch heute sehe ich das Feiertagsgeschirr auf der gestärkten Tischdecke und schmecke die Knödel, den Braten und das Blaukraut. Das Weihnachtsessen war eine einzige Freude, und so entstand meine Leidenschaft fürs Essen.

Meine Arbeit als Essforscher begann Jahre später als

Hilfskraft in einem Forschungslabor der Universität. Ich war stolz, an wissenschaftlichen Studien mitzuwirken und eingeweiht zu werden in die Methodik des Experiments, bei dem alle Einflüsse und Störgrößen kontrolliert werden, damit es aussagekräftig und wiederholbar ist – denn nur dann ist es von Nutzen. Warum mir das so wichtig war?

Das Experiment ist die klassische Methode des Essforschers. Mit seiner Hilfe hat er ein beeindruckendes Wissen über die körperlichen Grundlagen der Nahrungsaufnahme angehäuft, kennt eine Vielfalt von Hormonen und Stoffwechselvorgängen, die das Essverhalten fördern oder hemmen. Er hat chemische Stoffe im Fettgewebe und der Dünndarmwand entdeckt, die die Größe der Mahlzeiten steuern, er weiß, welche Gehirnstrukturen die Nahrungsaufnahme kontrollieren. Und doch bleibt die Frage: Was kann er uns über die Freude des Weihnachtsessens in der Kindheit sagen oder über die Lust, die sich in uns regt, wenn ein Stück Schokolade im Mund zergeht?

In der Nähe des Labors, in dem ich damals tätig war, befand sich in einem Barockbau aus rotem Sandstein die Bibliothek der Universität und darin, im obersten Stock, der Lesesaal, ein kleiner Raum mit eng aneinanderstehenden Tischen. Im warmen Licht der Leselampen herrschte konzentrierte, fast andächtige Stille. Sprechen war strengstens verboten. Dort bereitete ich mich auf die Statistikprüfung vor – und ließ mich ständig ablenken, nicht nur weil der Stoff so trocken war und man durch die kleinen Fenster über die Stadt und den Fluss blickte.

Am frühen Nachmittag erschien Tag für Tag ein Mann mit Hornbrille und grauen Schläfen und brütete stundenlang über Gesetzestexten. Mit seiner korrekten Kleidung, der scharf geschnittenen Nase, dem ernsten Gesicht und den streng nach hinten gekämmten Haaren umgab ihn eine Aura von Bedeutung. Er las konzentriert die Texte und machte Notizen. Und ich wartete auf sein Ritual.

Denn irgendwann im Verlauf des Nachmittags griff er geistesabwesend in die Sakkotasche, legte eine Tafel Schokolade auf den Tisch und öffnete vorsichtig die Verpackung. Er brach die Tafel in Stücke und wandte sich wieder seinen Texten zu. Und während er las und notierte, ließ er Stück um Stück der Schokolade in den Mund wandern, um sich die Arbeit zu versüßen. Ich sah ihm dabei zu – was oft darin endete, dass ich mir auf dem Weg nach Hause selbst eine Tafel Schokolade kaufte.

Der elementare Zusammenhang zwischen Essen und Gefühl zeigt sich darin, dass wir auf Nahrung emotional reagieren – eine biologisch tief verankerte Reaktion. Im Tierlabor wurden die Ratten mit »Standardfutter« versorgt, braune Pellets, die alle Nährstoffe enthielten und nach Fisch rochen. Ich fragte mich, ob sie nicht Lust auf Abwechslung hatten, und legte eine Handvoll Kuchenkrümel in den Futternapf, Reste der letzten Kaffeepause. Die Tiere schnupperten daran und gerieten sofort in Erregung. Sie fraßen, so schnell sie konnten, sie fraßen alles, auch den letzten Krümel. Ich war mir sicher, auch sie erlebten Lust beim Essen. Wer einen Hund oder eine Katze hat, weiß, dass auch Tiere nach Leckereien gieren.

Es ist kaum möglich, etwas Essbares zu sehen, zu riechen oder zu schmecken, ohne wenigstens den Anflug eines Gefühls zu verspüren. Diese Gefühlsreaktion hat sich über die Jahrtausende der Evolution so entwickelt und lässt sich deshalb auch bei Tieren beobachten. Sie hilft, die Probleme der Nahrungsaufnahme zu lösen. Aber uns modernen Menschen bereitet sie zunehmend Schwierigkeiten. Wir reagieren emotional, wenn wir an der Kasse im Supermarkt vor dem Regal mit Süßigkeiten stehen, wenn uns in der Fußgängerzone der Duft von Bratwurst, Pommes und Pfannkuchen in die Nase steigt, und dann können wir nicht widerstehen. Oder wir essen, um belastende Gefühle erträglicher zu machen. Nach einer langwierigen Besprechung greifen wir nach einem Schokoriegel, um uns aufzumuntern. Wir versüßen uns einsame Abende vor dem Fernseher und naschen, um die gedrückte Stimmung zu heben.

Wodurch genau besänftigt Nahrung, und wie entsteht die Gewohnheit des Gefühlsessens? Fragen wie diese haben mich schon immer fasziniert: Wann bringt emotionaler Stress das Essverhalten zum Entgleisen und führt zu Problemen wie Übergewicht und Essstörungen?

In der Wissenschaft war die Gefühlswelt des Essens lange ein blinder Fleck. Den Physiologen waren Gefühle nicht greifbar genug. Sie glaubten, sie seien einer objektiven Analyse nicht zugänglich. Die Emotionsforscher wiederum waren nicht am Essverhalten interessiert. Das Interesse daran wuchs erst mit den Schwierigkeiten, der Epidemie des Übergewichts entgegenzuwirken.[2]

Jahre nach meiner Zeit im Labor arbeitete ich als Psychotherapeut und behandelte eine Frau, die 150 Kilo wog. Sie hatte schon in der Kindheit Süßigkeiten unter der Bettdecke gegessen. Als sie zunahm, musste sie den Spott der Klassenkameraden und die Missbilligung der Eltern ertragen. Doch je mehr sie unter Frustrationen und Hänseleien litt, desto mehr aß sie. Und Essen blieb ihr Fluchtpunkt, im Studium, im Beruf. Ein unbezwingbares Verlangen nach Schokolade und Fast Food suchte sie heim, sobald sie unter Stress geriet. Sie aß, um mit den belastenden Gefühlen besser zurechtzukommen. Als der Arzt bei ihr Diabetes feststellte, riet er ihr abzunehmen. Aber sie war schon so oft daran gescheitert, dass sie sagte: »Ich bleibe lieber dick und sterbe früher.«

Die Häufigkeit des Übergewichts hat sich in den letzten zwanzig Jahren mehr als verdoppelt. Fettleibigkeit, auch Adipositas genannt, ist eines der größten Gesundheitsprobleme der Menschheit. Und wir tun einiges dagegen. So werden in aufwendigen Kampagnen neueste Ernährungsempfehlungen in Schulen und anderen Einrichtungen verbreitet. Eine große Zahl von Wissenschaftlern arbeitet an der Entwicklung von Medikamenten zur Gewichtsreduktion und ebenso an Abnehmprogrammen. Aber Menschen mit starkem Übergewicht leiden weiterhin unter körperlichen Einschränkungen, einem erhöhten Krankheitsrisiko, an der Abwertung durch andere und an psychischen Belastungen wie Angst und Depressionen. Ich wähle das Wort »leiden« hier bewusst, denn sie leiden unter ihrem Übergewicht und können sich gleichzeitig nicht davon befreien.

Während die einen zu viel essen, denken andere zu viel über Essen nach. Die Frage, welche Nahrung in welchen Mengen und mit welcher Häufigkeit zu essen sei, hat die Menschen wahrscheinlich nie so ausgiebig beschäftigt wie heute. Empfehlungen zur »richtigen« Ernährung gibt es zuhauf. Der Zuwachs an Ernährungswissen hat jedoch auch Nachteile, zumal wenn die ständige gedankliche Auseinandersetzung mit Ernährungsfragen letztlich die normalen Essgefühle in den Hintergrund drängt und den natürlichen Fluss der Nahrungsaufnahme hemmt, was sogar zu Essstörungen führen kann.[3]

Probleme, die wir Psychologen bei der modernen Ernährungssituation sehen – übermäßige Nahrungsaufnahme und gedankliche Überfrachtung des Essens –, lassen sich nur mit Strategien lösen, die auch die Gefühlswelt des Essens einbeziehen. Denn Gefühle sind für das Essverhalten mindestens so wichtig wie Hormone und Neurotransmitter. Daher erkläre ich in diesem Buch die Zusammenhänge von Essen und Emotion: wie das Essverhalten durch Emotionen gesteuert wird und wie umgekehrt Emotionen durch Essen beeinflusst werden. Wie sich unser Essverhalten unter dem Einfluss von Angst, Ärger und Traurigkeit verändert.

Entscheidend dabei ist: Wann bringen unsere Emotionen das Essverhalten zum Entgleisen? Und wie können Gefühle helfen, das Essverhalten wieder zu normalisieren, sodass wir freien Herzens genießen können? Genau darum geht es mir.

Unser aller Ausgangspunkt ist die Erfahrung des Hungers, sie steht am Anfang des Essens, ist sein Dreh- und Angelpunkt. Mit ihr beginnt auch die moderne Essforschung.

Die Suche nach dem Hungersignal

»Der Körper, diese komplizierte Maschinerie, stände bald still, hätte die Vorsehung nicht ein gewisses Signal darin befestigt, das ihn sofort anruft, wenn Kräfte und Bedürfnisse sich nicht mehr das Gleichgewicht halten.«

Jean Anthelme Brillat-Savarin[1]

Kündigt sich im Körper ein Nährstoffmangel an, werden wir hungrig. Der Magen knurrt, Hände und Füße werden kalt, wir sind müde und gereizt und erleben ein unwiderstehliches Verlangen nach Nahrung. Aber woher weiß unsere Hungerempfindung, dass der Körper Nährstoffe braucht? Was genau dahintersteckte, war lange nicht bekannt. Erst im 20. Jahrhundert wurde diese Frage von der Wissenschaft tiefer gehend erforscht.

Gegen Ende des Zweiten Weltkrieges untersuchte der Physiologe Ancel Keys an der Universität von Minnesota im Auftrag der amerikanischen Regierung die körperlichen und psychischen Auswirkungen des Hungers. Sechs Monate lang gab er einer Gruppe von Männern nur die Hälfte der gewohnten Nahrungsmenge und beobachtete, welche Auswirkungen dies hatte.

Die Reaktionen waren dramatisch: »Was tue ich den Männern nur an? Ich hatte keine Ahnung, dass es so hart wird«, sagte er eines Abends zu seiner Frau. Die Männer waren müde, depressiv und apathisch. Sie litten unter Muskelschmerzen, Schwindel, Kälteschauer und Haarausfall. Dazu reagierten sie überempfindlich auf Geräusche und konnten sich nicht konzentrieren. Während ihr Fettgewebe dahinschmolz und ihre Muskeln schrumpften, kreisten ihre Gedanken wieder und wieder ums Essen.

»Es scheint, als hätten sich meine Knochen, meine Muskeln, mein Magen und mein Verstand in ihrer Sehnsucht nach ESSEN vereint«, schrieb einer von ihnen in sein Tagebuch. Ein anderer sammelte Kochbücher und ging zur Ablenkung ins Kino, nur um sich dabei zu ertappen, voller Ungeduld auf Filmszenen zu warten, in denen gegessen wurde. Die Hungernden verdünnten ihre kargen Mahlzeiten mit Wasser, damit sie größer erschienen, oder sie kauten endlos Kaugummi, in der Illusion, dass es sich wenigstens anfühlte, als würden sie essen. Sie verloren das Interesse an Sex. Ihre Gespräche drehten sich nur noch um ein Thema: Essen. In Tagträumen fantasierten sie über Mahlzeiten, die sie nach dem Ende der Studie essen würden. Noch fünfzig Jahre später hatten die inzwischen über Achtzigjährigen lebhafte Erinnerungen an die verzweifelten Versuche, mit ihrem Hunger damals an der Universität von Minnesota fertigzuwerden.[2]

Hunger suchte die Menschen schon immer heim, trieb sie durch Wälder und Steppen, ließ sie Flüsse überqueren, Berge besteigen und Täler durchwandern. Und vielen brachte er den Tod. Über Jahrtausende hinweg war beinahe jede Generation von einer Hungersnot bedroht. Noch im 20. Jahrhundert verhungerten allein in Russland mehr als fünfzehn Millionen Menschen. Die letzte Hungersnot in Deutschland liegt erst fünfundsiebzig Jahre zurück. In den Jahren nach Kriegsende wurde die Nahrung für die deutsche Bevölkerung rationiert. Für die Bewohner Hamburgs gab es beispielsweise 770 Kalorien täglich, weniger als die Hälfte der Kalorienzufuhr in der Minnesota-Studie – und dort hatte die Nahrungsmenge gestandene Männer zur Verzweiflung gebracht. Im Hungerwinter 1946/47 starben mehrere Hunderttausend Menschen, und den Überlebenden blieb die Erfahrung der Not für immer im Gedächtnis. Als man sie sechzig Jahre später befragte, schilderten sie eindringlich ihre Erlebnisse. Einer der Befragten, damals zwölf Jahre alt, beschrieb es so:

Ich habe erfahren, dass Hunger und Kälte Schmerzen verursacht. Innere Schmerzen. Seelische, körperliche Schmerzen. Von der Haarspitze bis in den kleinen Zeh, durchdringend, nicht nur einmal einen kurzen Moment, sondern ständig ist man vom Hunger gequält, von der Kälte gelähmt. Man fühlt … du bist an einem Punkt angelangt, leben oder sterben. So ein Gefühl habe ich gehabt.[3]

Hungersnöte gibt es bis heute. Weltweit hungern mehr als 800 Millionen Menschen, und selbst im Überfluss der Wohlstandsgesellschaft leiden Teile der Bevölkerung unter Nahrungsmangel.[4]

So war und blieb der Hunger die gesamte Evolution des Menschen über eine prägende Kraft. Unser Körper hat sich auf den fortwährend drohenden Mangel eingerichtet und reagiert sehr schnell auf eine verminderte Energiezufuhr. Schon nach wenigen Stunden ohne Nahrung sinken Puls, Blutdruck, Temperatur und Grundumsatz. Die Aktivität der meisten Organsysteme wird herabgesetzt, um

Energie zu sparen. Der menschliche Körper hält den Mangel recht lange aus. Die Psyche aber will ihn gar nicht erst entstehen lassen.

Das verborgene Wissen der Hungerempfindung

Der große Hunger hat einen kleinen Bruder, den wir täglich erleben. Er meldet sich, lange bevor es zu einem Nährstoffmangel kommt. Vierzig Jahre nach der Minnesota-Studie servierte die britische Psychologin Jane Wardle in einem kleinen Experiment einer Gruppe von Frauen ein Frühstück, das viel oder wenig Energie enthielt. Der Unterschied zwischen den Frühstücksvarianten entsprach etwa dem Kaloriengehalt eines Marmeladenbrötchens. Hatten die Frauen beim Frühstück weniger Energie erhalten, waren sie gegen Mittag hungriger, ein Befund, der unserer Alltagserfahrung entspricht: Je karger das Frühstück, desto hungriger sind wir zur Mittagszeit.[5]

Aber das Experiment macht auch zwei bemerkenswerte Eigenschaften der Hungerempfindung deutlich, die nicht so offensichtlich sind. Im Körper eines normalgewichtigen Menschen ist genug Energie gespeichert, um mehrere Wochen ohne Nahrung zu überleben. Das Hungergefühl der Frauen sprach jedoch bereits auf ein Viertausendstel dieser Energiemenge an. Das heißt, sie wurden unglaublich schnell hungrig. Wäre die Technik eines Autos ähnlich empfindlich, es würde den Fahrer schon wenige Kilometer nach dem Volltanken drängen, wieder nach einer Tankstelle zu suchen. Die Hungerempfindung ist ein äußerst sensitives Frühwarnsystem – und hat noch eine weitere erstaunliche Eigenschaft.

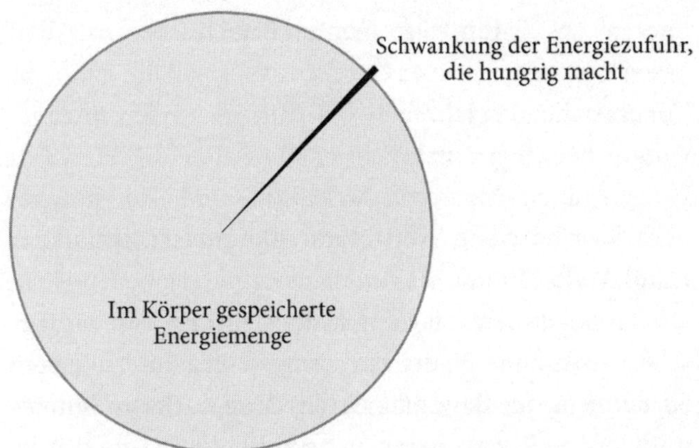

Abbildung 1: Schon eine kleine Schwankung der Energiezufuhr steigert die Hungerempfindung, etwa ein Viertausendstel der im Körper eines normalgewichtigen Menschen gespeicherten Energiemenge.

Die Frauen wussten nicht, dass das Frühstück mal mehr, mal weniger Energie enthielt, denn beide Varianten waren in Aussehen, Volumen und Geschmack identisch. Die zusätzlichen Kalorien waren in einem Glas Orangensaft durch Zugabe einer geschmacksneutralen Kohlenhydratmischung versteckt. Allein ihre Hungerempfindung hatte den Unterschied bemerkt. Sie ist in Tiefen des Körpers verankert, die weit außerhalb des Bewusstseins liegen. Irgendwo im Körper muss es ein Signal geben, das uns hungrig macht. Die Suche danach beschäftigte mehrere Generationen von Wissenschaftlern.

Ein Luftballon im Bauch

Vor etwa hundert Jahren, in den Mittagsstunden eines gewöhnlichen Tages, nahm in einem Labor der Harvard-Universität ein Mann mit Nickelbrille und exakt gezogenem Scheitel einen Notizblock und eine Stoppuhr zur Hand: Walter Bradford Cannon war einer der bedeutendsten Physiologen des 20. Jahrhunderts. Am Ende seines Forscherlebens hatte er, um nur einige seiner Entdeckungen zu nennen, die Bewegungen des Magen-Darm-Systems mithilfe von Röntgenstrahlen beschrieben, die chemische Übertragung von Nervenimpulsen untersucht, die Wundversorgung von Kriegsverletzten verbessert, das körperliche Erregungsmuster bei Stress entdeckt und den Begriff der Homöostase geprägt für das Gleichgewicht im menschlichen Körper. (Auf dieses Gleichgewicht gehe ich nachher noch näher ein.)

An jenem Tag aber war er auf der Suche nach dem körperlichen Prozess, der die Hungerempfindung verursacht. Er konzentrierte sich auf seinen Hunger und bemerkte, dass er plötzlich da war und dann wieder verschwand, nur um nach einiger Zeit wieder aufzutauchen. In etwa zehn Minuten notierte er sechs Hungerphasen, die zwischen fünfzehn und fünfundsiebzig Sekunden andauerten:

Uhrzeit	Dauer
12:37	70 Sek.
12:40	25 Sek.
12:41	40 Sek.
12:43	75 Sek.
12:44	75 Sek.
12:46	15 Sek.

Dass er das Kommen und Gehen seines Hungers auf die Sekunde genau wahrnahm, lag vielleicht an seiner Akribie. Oder er achtete mehr als andere auf die Reaktionen seines Körpers, schließlich war er Physiologe. Denn als er mit einem Stethoskop seinen Bauchgeräuschen lauschte, bemerkte er, dass mit dem Auftauchen der Hungerempfindung auch sein Magen rumorte. Und so zog er den Schluss, die Hungerempfindung werde durch Magenkontraktionen verursacht.

Diese Idee war allerdings nicht neu. Bereits Galen, der berühmte Arzt der Antike, hatte die Ursache des Hungers in den Bewegungen des leeren Magens vermutet. Später behauptete der Naturforscher Albrecht von Haller, Hungerempfindungen würden immer dann auftreten, wenn die Wände des Magens aneinander rieben. Erasmus Darwin, der Großvater Charles Darwins, glaubte hingegen, das Hungersignal in der Inaktivität des leeren Magens zu erkennen. Sie alle vermuteten die Ursache des Hungers im Magen. Cannon war jedoch der Erste, der seine Theorie tatsächlich in einem Experiment am Menschen überprüfte.

Er ließ einen seiner Studenten einen Luftballon schlucken, blies den Ballon auf und registrierte mithilfe eines druckempfindlichen Messfühlers im Ballon die Magenbewegungen des Studenten. Dann bat er ihn, eine Taste zu drücken, sobald er sich hungrig fühlte. Wie die Aufzeichnung auf einem Papierschreiber zeigte, drückte der Student die Taste tatsächlich immer dann, wenn sich kurz zuvor sein Magen bewegt hatte – und damit sah Cannon seine Theorie bestätigt.[6]

Einige Zeit danach wiederholte ein junger Wissenschaftler an der Universität Chicago, Frederick Hoelzel, das Experiment an sich selbst. Er bemerkte zuerst, dass allein schon der aufgeblasene Ballon den Magen in Bewegung versetzte. Zudem fiel ihm auf, dass er sich zeitweise hungrig fühlte, ohne auch nur die geringste Magenbewegung zu verspüren. Diese Beobachtungen stellten Cannons Theorie infrage, doch als Hoelzel dem Forscherkollegen von seinem Versuch berichtete, fand er kein Gehör. Stattdessen beschwerte sich Cannon bei Hoelzels Vorgesetztem, weil dieser die Veröffentlichung der Beobachtungen »erlaubt« hatte.[7]

Cannon aber hatte Glück. Kaum jemand nahm von Hoelzels Arbeit Notiz. Die Theorie der Magenbewegungen fand Eingang in die Lehrbücher und wurde Generationen von Studenten als unstrittige Tatsache gelehrt.

Erst fünfzig Jahre später wurde das Luftballon-Experiment wiederholt – und diesmal mit verbesserter Methodik. Jetzt erfasste man die Magenbewegungen mit einem kleinen Messaufnehmer, der diese nicht beeinflusste, und führte die Messungen über längere Zeit und an einer größeren Anzahl von Personen durch. Die Ergebnisse waren eindeutig: Die Hungerempfindung trat unabhängig von den Magenbewegungen auf.[8]

Wahrscheinlich hatte sich Cannon schon mit seiner ersten Beobachtung getäuscht, als er seine Aufmerksamkeit allein auf seine Magenbewegungen richtete. Die körperlichen Empfindungen im Hungerzustand sind facettenreicher. Wir erleben nicht nur Veränderungen im Magen, sondern auch in anderen Körperregionen: im Kopf- und Brustbereich, auch in den Armen und Beinen. Zudem sind diese körperlichen Empfindungen individuell sehr unterschiedlich. Einige hören eher den Magen knurren, andere verspüren ein Spannungsgefühl im Brustkorb oder neigen zu Kopfschmerzen, und wieder andere bemerken, dass ihre Hände kalt werden.[9] Heute weiß man: Das körperliche Befinden im Hungerzustand setzt sich aus verschiedenen körperlichen Empfindungen zusammen. Schon darin deutet sich an, dass die Hungerempfindung nicht allein im Magen ausgelöst wird.

Doch wenn sie nicht im Magen entsteht, wo dann? Welcher körperliche Prozess löst die Hungerempfindung aus? Einige Forscher glaubten, die Verfügbarkeit von Glucose, also Zucker im Blut, sei die entscheidende Größe. Auch diese Theorie war einleuchtend und gewann schnell an Einfluss. Senkte man bei Ratten den Blutzuckerspiegel, begannen sie sofort zu fressen. Das Problem war nur, dass Hungerempfindungen auch dann auftraten, wenn sich der Blutzucker im Normalbereich bewegte oder sogar, wie es bei Diabetikern vorkommen kann, sehr hohe Werte erreichte. Man vermutete das Hungersignal daher auch in der Konzentration von Fett- oder Aminosäuren im Blut oder dachte an Hormone, die im Magen, im Darm und im Fettgewebe produziert werden, ja sogar an die Körpertemperatur.[10]

Die Suche sollte sich noch lange hinziehen und erwies sich als schwierig. Die Forscher drangen in die entlegensten Winkel des Körpers vor und führten zahllose Experimente durch, aber keiner der untersuchten körperlichen Vorgänge erfüllte das Kriterium des Hungersignals: dass Hunger immer und nur dann entsteht, wenn der betreffende Prozess einen bestimmten, messbaren Wert erreicht.

In den 1970ern befasste sich auch David A. Booth, ein junger Psychologe an der Universität Sussex, England, mit der Physiologie des Hungers. In einem seiner frühen Experimente injizierte er Glucose-Lösungen in den Blutkreislauf von Laborratten und beobachtete, wie viel Nahrung sie in den folgenden Stunden zu sich nahmen. Die Tiere passten die Nahrungsaufnahme der Glucose-Zufuhr an: Je mehr Glucose in den Blutkreislauf gebracht wurde, desto weniger fraßen sie.

Der Befund bestätigte die Theorie, dass der Glucose-Pegel im Blut der Hungerauslöser war. Doch Booth gab sich damit nicht zufrieden. Er wiederholte den Versuch mit zahlreichen anderen Nährstoffen, mit verschiedenen Fetten und Proteinen, und immer zeigte sich das Gleiche: Die Tiere passten ihre Nahrungsaufnahme an die zuvor erhaltene Energiemenge an.

Diese Beobachtungen ließen Booth zutiefst am Konzept des einen Hungersignals zweifeln, denn nicht *ein* bestimmter Stoff beeinflusste die Nahrungsaufnahme, sondern *viele*.[11]

Statt nach einem weiteren Kandidaten für das Hungersignal zu suchen, kamen ihm die Vorlesungen in den Sinn, die er Jahre zuvor während seines Biochemiestudiums in Oxford bei Hans Krebs gehört hatte. Sir Hans Adolf Krebs hatte 1953 den Nobelpreis für die Entdeckung des Zitronensäurezyklus erhalten, eines Schlüsselvorgangs des Lebens. Dabei wird in einer komplizierten Abfolge biochemischer Reaktionen der Energiefluss im Körper gesichert, der wie die Versorgung mit Sauerstoff nicht unterbrochen werden darf. Booth hatte ein entscheidendes Merkmal des Zitronensäurezyklus vor Augen: Die für den Körper nutzbare Energie wird in einem chemischen Stoff verpackt, der sich an verschiedenen Orten des Körpers und zu allen möglichen Zwecken nutzen lässt – ein Energieträger, der wie eine gemeinsame Währung vielseitig eingesetzt werden kann: das Adenosintriphosphat (ATP). Funktionierte die Physiologie des Hungers nach einem ähnlichen Prinzip?

David Booth entwickelte ein Hungermodell, das sich aus zahlreichen körperlichen Signalen zusammensetzte. Und sie alle gingen in eine Größe ein, hatten einen gemeinsamen Nenner: den Energiefluss zu den Zellen.[12] Booths Modell beschrieb exakt, welche Prozesse zum Energiefluss beitragen und wie sie die Bereitschaft zur Nahrungsaufnahme anregen oder hemmen. Ob nun der momentane Energieverbrauch, Merkmale des Fettstoffwechsels oder die im Magen und Darm vorhandene Energiemenge – letztlich mündet jeder dieser körperlichen Prozesse in denselben Energiefluss.

Zuvor waren die Wissenschaftler einem Denkfehler aufgesessen, der an die Geschichte vom Elefanten und den blinden Männern erinnert. Die Blinden wollten herausfinden, welches Wesen sie vor sich hatten, kamen aber zu verschiedenen Schlüssen, weil jeder einen anderen Körperteil betastete – den Rüssel, einen Stoßzahn, ein Hinterbein, den Schwanz. Ganz ähnlich hatten sich die Essforscher in Einzelheiten der Hungerphysiologie verstrickt. Sie waren durch den Dschungel des Stoffwechsels und des Hormonsystems geirrt auf der Suche nach einem Prozess, den es nicht gab. Erst das Energiefluss-Modell ließ das komplexe System erkennen, das die Nahrungsaufnahme steuert.[13]

Das Modell war schließlich so gut, dass es mithilfe einer Computersimulation gelang, das Fressverhalten von Laborratten zuverlässig vorherzusagen. Keine der bisherigen Hungertheorien hatte dies vermocht.

Ein Orchester von Signalen

Achten Sie auf Ihre körperlichen Empfindungen, wenn Sie hungrig sind. Vielleicht bemerken Sie wie Cannon ein Magenknurren, vielleicht fühlt sich Ihr Magen einfach nur leer an, vielleicht sind Ihre Hände kalt oder Sie spüren Verspannungen der Muskulatur und Kopfschmerzen. Wahrscheinlich sind Sie müde, reizbar und ein wenig ungeduldig. Beobachten Sie, was während des Essens geschieht: Sie sehen und riechen die Nahrung, spüren, wie warm oder kalt, trocken oder feucht, hart oder weich sie ist; Sie nehmen ihren salzigen, sauren, würzigen, fruchtigen oder süßen Geschmack wahr. Je mehr Nahrung in den Körper gelangt, desto stärker gerät er in Aufruhr. Das Herz schlägt schneller, Blutdruck und Körpertemperatur steigen, im Magen werden Enzyme ausgeschieden, in der Magen- und Darmwand Nervenzellen erregt. Hormone wie Insulin und Glukagon kommen ins Spiel. Zuckermoleküle, Aminosäuren und Fettsäuren werden ins Blut aufgenommen und zu den Organen transportiert, wo sie verbrannt werden. Überschüssige Energie wird im Körper gespeichert: in der Leber, in der Muskulatur und im Fettgewebe. Das Fettgewebe produziert Hormone, die wieder in den Blutkreislauf gelangen. Wenn die Mahlzeit verdaut ist, werden aus diesen Speichern die lebensnotwendigen Brennstoffe entnommen und auf den verschlungenen

Pfaden des Stoffwechsels abgebaut.[14] Warum sollte angesichts dieser Vielfalt nur ein einziger körperlicher Prozess die Hungerempfindung auslösen? Heute begreift man kaum noch, warum die Forschung nicht eher zu dem Schluss gelangte, dass die Nahrungsaufnahme ein komplexes System körperlicher Prozesse voraussetzt.

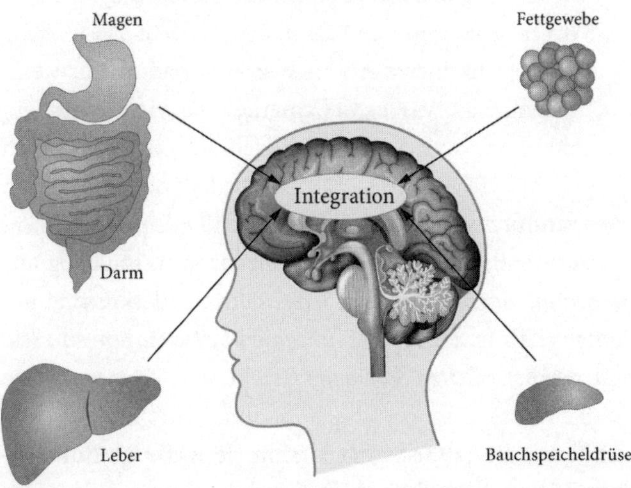

Abbildung 2: Das Gehirn muss, um die Nahrungsaufnahme zu steuern, eine Vielfalt von Signalen verarbeiten. Aus der Leber gelangen Glucose und Fettsäuren in den Blutkreislauf. Im Magen-Darm-System, in der Bauchspeicheldrüse und im Fettgewebe werden Hormone produziert. Nerven in der Magenwand signalisieren den Füllungsgrad des Magens (nach Langhans & Geary, 2010).

Im Körper erklingt ein ganzes Orchester von Signalen: in der Leber, im Magen-Darm-System, in der Bauchspeicheldrüse, im Fettgewebe, im Hormonsystem. Das Gehirn lauscht den Klängen und entscheidet auf der Grundlage ganz verschiedener Prozesse, ob es uns hungrig macht oder nicht.

Die zwei Gesichter des Essverhaltens

»Man wurde sehr hungrig, wenn man in Paris nicht genug aß, weil alle Bäckereien so gute Sachen in der Auslage hatten und die Leute im Freien an Tischen auf dem Bürgersteig aßen, sodass man das Essen sah und roch.«

Ernest Hemingway[1]

Wie verarbeitet das Gehirn die vielfältigen Signale aus dem Verdauungssystem und dem Blutkreislauf? Wie entscheidet es, wann, was und wie viel wir essen? Wann macht es uns hungrig? Es orientiert sich in seinen Entscheidungen nicht nur an körperlichen Signalen.

Im November 1962 wurde eine zwanzigjährige Buchhalterin in ein New Yorker Krankenhaus eingewiesen, weil sie unter Kopfschmerzen, übermäßigem Harndrang und starkem Durst litt. Die Ärzte untersuchten ihre inneren Organe, machten Röntgenaufnahmen des Kopfes und prüften ihre Gehirnfunktionen. Sie fanden nichts, was die Beschwerden erklärt hätte.

Zwei Jahre später erschien sie erneut, weil sich ihr Zustand verschlechtert hatte. Inzwischen litt sie auch unter einem beträchtlichen Übergewicht, denn sie verschlang Tag für Tag bis zu zehntausend Kilokalorien, mehr als das Dreifache ihres Energiebedarfs. Wenn man ihr nicht genug zu essen gab, wurde sie renitent. Und jetzt entdeckten die Ärzte die Ursache ihrer Beschwerden: Das Röntgenbild zeigte einen Tumor im Zwischenhirn. So winzig er war, hatte er doch das Essverhalten der Frau vollkommen aus dem Gleichgewicht gebracht. Wie das möglich war?

Der Tumor hatte Teile des Hypothalamus zerstört, einer etwa haselnussgroßen Gehirnstruktur, die aufgrund ihrer Lage mit vielen anderen Gebieten des Gehirns verbunden ist. Mit seiner Unterseite taucht der Hypothalamus in die Lymphflüssigkeit ein, in der Hormone und andere Botenstoffe schwimmen: eine ideale Position, um den Signalen aus der Körperperipherie zu lauschen. Lag hier das Steuerungszentrum des Essverhaltens?

Die Suche nach der steuernden Struktur

Einige Jahre zuvor hatten Neurologen an der Universität Chicago bereits eine atemberaubende Entdeckung gemacht. Laborratten, bei denen ein kleiner Kern im unteren Bereich des Hypothalamus zerstört war, fraßen ohne Unterlass. Sie fraßen tagelang, sie fraßen, bis sich ihr Gewicht verdoppelt hatte. Auf den Fotos, die das erstaunliche Phänomen dokumentieren, sieht man extrem fettleibige Tiere, die sich nur mit größter Mühe bewegen konnten. Bei ihnen war die gleiche Struktur zerstört wie durch den Tumor im Gehirn der Patientin.[2]

Das Experiment wurde zur klassischen Versuchsanordnung und zum Übungsfeld angehender Neurologen. Als sich ein Student an der Universität Yale daran versuchte, traf er allerdings nicht den mittleren, sondern einen seitlich gelegenen Teil des Hypothalamus, weil ein Kollege versehentlich die Messvorrichtung vertauscht hatte. Das Versehen führte zu einer weiteren aufsehenerregenden

Entdeckung, denn jetzt waren die Tiere kaum mehr zum Fressen zu bewegen, sie magerten ab und wären beinahe verhungert.[3] War der mittlere Teil des Hypothalamus zerstört, wurden die Tiere nicht mehr satt und überfraßen sich. War der seitliche Teil betroffen, waren sie nicht mehr hungrig und nahmen ab.

Wenig später wurden diese Befunde durch die neu entwickelte Methode der Gehirnstimulation erweitert. Dabei wurden die betreffenden Gebiete des Hypothalamus nun mit einem schwachen elektrischen Strom in ihrer Aktivität angeregt. Auch diese Experimente brachten Erstaunliches zutage: Die Anregung der Nervenaktivität zeigte Wirkungen, die denen der Ausschaltung genau entgegengesetzt waren. Wo die Beschädigung von Nervenzellen die Nahrungsaufnahme gehemmt hatte, wurde sie jetzt gefördert.

Daraus schlossen die Forscher, dass das Essverhalten durch zwei Zentren im Hypothalamus gesteuert wird, einem Hungerzentrum, das die Nahrungsaufnahme anregt, und einem Sättigungszentrum, das sie hemmt.[4]

Doch so einleuchtend diese Theorie auch war, so schnell war sie widerlegt. Ein Verwirrspiel mit den Forschern begann. Denn auch die Ausschaltung oder Anregung anderer Gehirnstrukturen hemmte oder steigerte die Nahrungsaufnahme, etwa des Mandelkerns und des Septums – beides Strukturen, die mit Gefühlen zu tun haben. Auch hier fraßen die Tiere, je nach Ort des Eingriffs, mal mehr, mal weniger.

Und dann wurden nach und nach immer mehr Neurotransmitter entdeckt, also Botenstoffe, welche die Erregung von einer Nervenzelle auf die andere übertragen, und die Verwirrung wuchs weiter. Unter Einfluss von Noradrenalin begannen die Tiere zu fressen, während Serotonin die Nahrungsaufnahme unterdrückte. Bis heute wurden über dreißig (!) Neurotransmitter gefunden, die das Essverhalten beeinflussen.[5]

Je mehr Experimente die Forscher durchführten, je genauer sie die Vorgänge im Gehirn untersuchten, desto vielschichtiger wurde das Bild. Die Theorie, die Nahrungsaufnahme werde durch ein eng umschriebenes Hunger- und Sättigungszentrum gesteuert, war so irreführend wie die eines einzigen Hungersignals.

Zumal man mehr und mehr erkannte: Eine kleine Struktur wie der Hypothalamus wäre mit der Steuerung des Essverhaltens überfordert. Wie sollte der Hypothalamus allein die vielen Signale aus dem Körper lesen und mit den weiteren Bedürfnissen des Organismus abstimmen? Eine so gewaltige Aufgabe lässt sich nur durch eine Zusammenarbeit mehrerer Gehirnstrukturen erfüllen. Aber um welche Strukturen handelte es sich dabei?

Das Gehirn des Essverhaltens

In seinem Aufbau erinnert das Gehirn an ein dreistöckiges Haus. Im Erdgeschoss befinden sich die entwicklungsgeschichtlich ältesten Strukturen: Nachhirn, Brücke und Kleinhirn. Sie kontrollieren die grundlegenden Lebensfunktionen: Verdauung, Atmung, Herzschlag und einfache Bewegungen. Im ersten Stock liegt das Zwischenhirn mit Thalamus und Hypothalamus. Hier werden die Erregungen aus den Sinnesorganen, die Abbilder der Außenwelt, zu den höher liegenden Gehirngebieten übertragen und das Gehirn mit dem Hormonsystem verbunden. Der zweite

Stock beherbergt die entwicklungsgeschichtlich jüngsten Strukturen: die beiden Großhirnhälften und das limbische System. Sie kontrollieren Wahrnehmung, Denken und Gedächtnis, komplexe Bewegungen und die Gefühle.

Die Nahrungsaufnahme jedoch wird durch Strukturen gesteuert, die sich über das gesamte Gehirn verteilen. Das Gehirn des Essverhaltens hat in jedem Stockwerk seine Filialen. Es bildet dazu zwei Einheiten.[6]

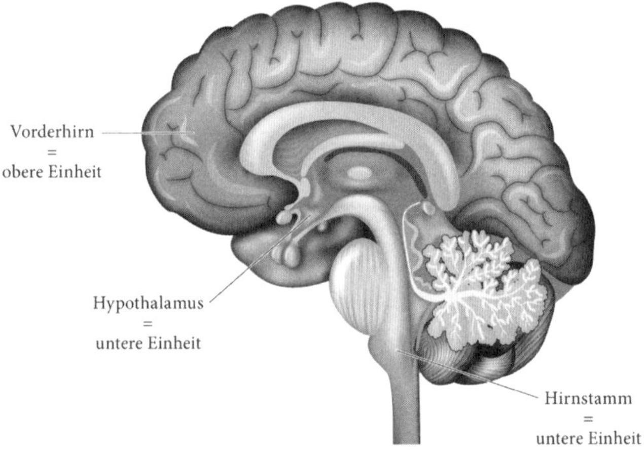

Abbildung 3: Die Nahrungsaufnahme wird durch weit auseinanderliegende Gebiete des Gehirns gesteuert. Die untere Einheit im Hypothalamus und Hirnstamm sorgt für das Gleichgewicht zwischen Energieaufnahme und -verbrauch. Die obere Einheit im Vorderhirn verarbeitet Merkmale der Nahrung, der Umgebung und Informationen aus dem Gedächtnis (nach Langhans & Geary, 2010).

Die *untere* Einheit liegt im mittleren und unteren Teil des Gehirns, dort, wo die klassischen Studien zum Hypothalamus ansetzten. Der Hypothalamus gilt auch heute noch als wichtige Instanz bei der Steuerung des Essverhaltens, wenn auch nicht als einzige. Zudem hat sich das

Wissen über seine Funktionen deutlich erweitert. Man unterscheidet inzwischen vierzig Kerne und zahlreiche neurochemische Funktionssysteme allein innerhalb dieser kleinen Struktur.

Besonders wichtig ist ein Gebiet in seinem unteren Teil, der Nucleus arcuatus, der »gebogene Kern«. Hier wurden Nervenzellen entdeckt, die Signale aus der Körperperipherie lesen. Durch sie erfährt das Gehirn, welche Brennstoffe im Blut zirkulieren, welche Nährstoffe sich in Magen und Darm befinden und wie groß die Menge der im Körper gespeicherten Energie ist. Diese Informationen werden über vielfältige Verbindungen zu anderen Gehirngebieten, zum Beispiel dem Hirnstamm, weitergeleitet und in Kommandos umgesetzt, die das Essverhalten anregen oder hemmen, vergleichbar mit dem Gaspedal und der Bremse eines Autos. Sind zum Beispiel die Hormone Insulin und Leptin im Blut nur niedrig konzentriert, wird die Bereitschaft zur Nahrungsaufnahme erhöht. Umgekehrt wird bei hohen Konzentrationen der beiden Hormone die Nahrungsaufnahme gehemmt. Dann nimmt der Hypothalamus sozusagen den Fuß vom Gas.

Die *untere* Einheit des Essgehirns im Hypothalamus und Hirnstamm sorgt für das Gleichgewicht zwischen Energieaufnahme und -verbrauch. Die letzte Entscheidung, ob und wie viel wir in einer bestimmten Situation essen, wird jedoch in den höher liegenden Strukturen des Gehirns getroffen.

Die *obere* Einheit des Essgehirns liegt in der Großhirnrinde, wo die Sinneseindrücke verarbeitet werden, neben Aussehen, Geruch und Geschmack der Nahrung auch Merkmale der Umgebung. Hier sind außerdem die für die Nahrungsaufnahme entscheidenden Gedächtnisinhalte gespeichert, etwa das Wissen, wo Nahrung zu finden ist und wie bekömmlich sie ist.

Ganz in der Nähe befindet sich das limbische System, das wie ein Saum (= limbus) zwischen den höheren und tieferen Hirnstrukturen eingebettet ist. Es verbindet die Nahrungsaufnahme mit angenehmen und unangenehmen Empfindungen. Hier kommen auch die Einflüsse der Umgebung und die Vorerfahrungen mit der betreffenden Nahrung ins Spiel, also ob uns etwas schon einmal besonders geschmeckt hat. Jetzt greifen psychische Prozesse ins Geschehen ein: Wahrnehmen und Fühlen, Denken und Erinnern.

Die große Herausforderung für die Neurowissenschaft des Essens ist die Frage nach dem Zusammenwirken der beiden Einheiten. Wir wissen, welche Signale aus dem Körper in der unteren Einheit gelesen werden. Genauso wissen wir, dass die obere Einheit Nahrungsinformationen aus der Umgebung und dem Gedächtnis verarbeitet. Aber wie verständigen sich die beiden Einheiten? Wie wägt das Gehirn die körperlichen Signale gegen Gedanken und Gefühle ab? Wann geraten körperliche und psychische Einflüsse aus dem Gleichgewicht? Und was können wir selbst da tun?

Jenseits des Gleichgewichts

Im 19. Jahrhundert erkannte der Physiologe Claude Bernard die Bedeutung des »inneren Milieus«, das sich aus Blut, Lymphe und anderen Körperflüssigkeiten zusammensetzt und die inneren Organe umgibt. Dieses innere Milieu muss konstant bleiben. Walter Cannon fasste die

Vorgänge, die das innere Milieu konstant halten, unter dem bereits erwähnten Begriff der »Homöostase« zusammen, was so viel heißt wie »sich in einem ähnlichen Zustand erhaltend«. Der Körper gleicht nämlich Abweichungen vom erwünschten Zustand so schnell wie möglich aus. Wir schwitzen oder zittern, um Überhitzung oder Unterkühlung zu vermeiden. Wir beschleunigen die Atmung, um den gestiegenen Sauerstoffbedarf bei körperlicher Arbeit zu decken. Wir trinken, um ein Austrocknen zu verhindern.

Das Prinzip der Konstanthaltung ist ein Grundprinzip des Lebens, das natürlich auch bei der Nahrungsaufnahme eine wichtige Rolle spielt. Die untere, auf die Innenwelt der Körpers gerichtete Einheit des Essgehirns achtet unablässig auf das Gleichgewicht zwischen Energieaufnahme und Energieverbrauch. Sie treibt uns zum Essen, sobald sich ein Nährstoffmangel ankündigt. Die Reaktionen der Männer im Minnesota-Experiment zeigen, wie gut das funktioniert. Ihr bohrender Hunger drängte sie mit urtümlicher Gewalt, den Nährstoffmangel zu beseitigen. Je mehr Nährstoffe der Körper benötigt, desto größer das Verlangen nach Nahrung – das klingt wie ein Naturgesetz. Ein Gesetz allerdings, an das sich die Psyche nicht immer hält.

Christine, eine zwanzigjährige Studentin, war völlig abgemagert, als sie zum ersten Mal meine Praxis betrat. Ihre Wangen waren eingefallen, die Augen von Schatten umrandet. Ihren Körper verbarg sie unter weiten Kleidern. Das Problem war einige Jahre zuvor aufgetreten, als sie noch zur Schule ging und nebenbei in einer Werbeagentur arbeitete: »Alle waren schön und schlank und gut gekleidet, da wollte ich auch dazugehören.«

Und sie begann, sich im Essverhalten einzuschränken. Das Hungern tat ihr gut. Sie nahm ab und fühlte sich attraktiver. Sie verbot sich das Essen zuerst über Stunden, dann über Tage. Die Krankheit schlich sich in ihr Leben. Sie aß weniger und weniger, von Woche zu Woche, von Monat zu Monat. »Es ist einfach so gekommen, ich habe lange nicht geahnt, dass es problematisch sein könnte.«

Als sie das Abitur mit »sehr gut« bestand, war sie bereits untergewichtig. Sie zog in die Großstadt, um Medizin zu studieren. Ihre Tage waren weniger strukturiert als zu Hause. Niemand forderte regelmäßige Mahlzeiten ein, es gab keine prüfenden Blicke beim Abendessen, keine Sorge, ob sie auch genug aß. Sie fühlte sich verloren. Nur das Hungern gab ihr Halt. Im Hörsaal sah man sie aus den Augenwinkeln betreten an. Wenn sie sich selbst im Spiegel betrachtete und die dünnen Arme und Beine betastete, ahnte sie, dass ihr Abmagern nichts mehr mit Schlanksein zu tun hatte. Aber sie konnte nicht vom Hungern lassen. Eine Freundin drängte sie zur Psychotherapie, und sie ließ sich davon überzeugen, zur Behandlung in eine Klinik zu gehen. Ihr starker Wunsch, die Krankheit zu überwinden, half ihr, den strengen Essplan in der Klinik einzuhalten. Bei ihrer Rückkehr nach fünf Monaten war sie wieder normalgewichtig und tat alles, um ihr Gewicht zu halten. Wenn sie jedoch nicht bei ihrem Essplan blieb, sondern nach Lust und Laune aß, nahm sie ab. Sie schien ihren Hunger nicht mehr zu spüren, als hätten ihn die Jahre der Entbehrung abgestumpft, als hätte sie ihn vergessen.

Der Hunger kann auf rätselhafte Weise verschwinden, auch unter weniger extremen Bedingungen als einer Magersucht. Teilnehmer an Fastenkuren fühlen sich am ersten Tag des Fastens hungrig, während der folgenden Tage nimmt ihr Hungergefühl jedoch ab.[7] Sie verlieren von Tag zu Tag an Gewicht, ihre Energiespeicher schrumpfen dahin, aber ihr Hungergefühl bleibt davon unberührt oder kann sich sogar verflüchtigen. Sie »hungern«, ohne hungrig zu sein.

Warum verlieren sie das Interesse an Nahrung gerade dann, wenn ihr Körper sie so dringend braucht? Ein psychologisches Experiment aus den 1960er-Jahren lässt ahnen, warum.

Der Sozialpsychologe Jack Brehm warb Studenten zur Teilnahme an einer Studie an, die sich, wie er vorgab, mit der »Wirkung von Nahrungsentzug auf die Leistungsfähigkeit« befasste. Die Versuchsteilnehmer sollten Frühstück und Mittagessen überspringen und am Nachmittag im Labor erscheinen, um einige Denk- und Motorik-Aufgaben zu bearbeiten. Sie folgten den Anweisungen und glaubten, die Untersuchung sei damit beendet.

Aber das eigentliche Experiment begann erst danach. Brehm drängte sie mit der Autorität des Wissenschaftlers zur Teilnahme an einer weiteren Testsitzung – und bis dahin sollten sie wiederum nichts essen. Die eine Hälfte der Studenten belohnte er mit Geld, die andere Hälfte erhielt nichts. Als die Studenten am Abend erschienen, stuften sie die Stärke ihres Hungergefühls ein, und Brehm machte eine erstaunliche Beobachtung: Studenten, die keine Belohnung erhielten, fühlten sich weniger hungrig als jene, die für das Fasten bezahlt wurden.

Brehm erklärte den Befund mit dem Phänomen der kognitiven Dissonanz. Sie entsteht zum Beispiel dann, wenn wir etwas tun müssen, was mit unseren Überzeugungen nicht vereinbar ist. Die Studenten erlebten kognitive Dissonanz, weil sie für das Hungern keine Belohnung erhielten. Sie hatten der Aufforderung des Wissenschaftlers nachgegeben, ohne selbst einen triftigen Grund dafür zu haben. So blieb ihnen nur eines, um ihre Entscheidung erträglicher zu machen: Sie erlebten das Hungergefühl weniger intensiv. Damit konnten sie eher vor sich rechtfertigen, in die unangenehme Prozedur eingewilligt zu haben. Je weniger hungrig sie sich fühlten, desto geringer war auch ihre kognitive Dissonanz.[8] Sie reagierten wie der Fuchs in der Fabel, der die Trauben nicht erreichte, weil sie zu hoch hingen, und der sich in seiner Enttäuschung einredete, sie seien sauer.

Ähnlich ordnen auch Teilnehmer an Fastenkuren die körperlichen Hungersignale den Gedanken unter. Sie erleben den Hunger nicht so bohrend und unangenehm, weil sie fasten, um sich etwas Gutes zu tun, um Gesundheit und Wohlbefinden zu fördern. Auf magersüchtige Patientinnen wirkt das Hungergefühl sogar verstärkend, weil es ihrem Wunsch nach Schlanksein und Kontrolle entspricht. Die verinnerlichte Zielsetzung der Nahrungseinschränkung macht das Gefühl des Hungerns erträglicher oder drängt es in den Hintergrund.

Die menschliche Hungerempfindung ist anpassungsfähig. Sie kann verschwinden, wenn der Körper Nährstoffe braucht – und umgekehrt über die Maßen zunehmen, wenn er ausreichend damit versorgt ist. Wir essen am Wochenende mehr, auch wenn wir weniger Energie verbrauchen als unter der Woche. Wir lassen uns eher zum Naschen verführen, wenn Süßigkeiten auf dem Schreibtisch liegen und nicht etwas entfernt auf dem Wandregal. Wir werden durch Umgebungsreize zum Essen angeregt: durch den feierlich gedeckten Tisch, Kerzenlicht, angenehme Musik, Fernsehen und/oder andere Menschen.[9] Nicht einer dieser Einflüsse hat auch nur im Entferntesten etwas mit unserem Energiestoffwechsel zu tun. Kein Wunder, dass Forscher über so lange Zeit versucht haben, dem Rätsel unseres Essverhaltens auf die Spur zu kommen.

Unter der Annahme, die Nahrungsaufnahme werde durch den Bedarf des Körpers an Nährstoffen kontrolliert, erstaunt es, wie stark wir durch äußere Reize angeregt werden, etwas zu essen. In einem Experiment an der Universität in Yale durften sich einige Studenten an Truthahn- und Käsesandwiches, Obst, Kartoffelchips und Schokoladenkeksen satt essen. Nach einer kurzen Pause, in der ein Aufmerksamkeits-Test durchgeführt wurde, servierte man wie aus heiterem Himmel nochmals etwas zu essen: Pizza und Eiscreme. Die Versuchsteilnehmer waren längst satt, begannen aber, erneut zu essen, sogar eine beträchtliche Menge, im Durchschnitt ein Drittel des zuvor Gegessenen.

In einer anderen Studie gab es ein kostenloses Mittagessen, eine Gemüsesuppe, ein Nudelgericht und Eiscreme. Und wieder durfte jeder essen, soviel er wollte. Der Dreh war hier, dass man eine Woche später das Mittagessen nochmals servierte, jetzt aber in festgesetzten Mengen, nämlich bis zu hundertfünfzig Prozent des in der Woche zuvor Gegessenen. Die Teilnehmer aßen umso mehr, je größer die Portionen waren. Sie überschritten die Sättigungsgrenze aus der vorhergehenden Woche, ohne mit der Wimper zu zucken.[10]

Daraus lässt sich schließen: Wohlschmeckende Nahrung regt zum Essen an, ganz gleich, ob der Körper gerade Nährstoffe braucht oder nicht.

Aber die Abhängigkeit des Essverhaltens von äußeren Reizen reicht noch weiter. Auch Umgebungsreize, die ursprünglich nichts mit Nahrung zu tun haben, erhöhen die Essbereitschaft. Der Physiologe Ivan Pawlow ließ immer dann eine Glocke ertönen, wenn er seinen Hund fütterte. Nach einigen Wiederholungen lief dem Hund, schon wenn er die Glocke hörte, der Speichel aus dem Maul. Der Glockenton wurde zum Signal für Nahrung, zum konditionierten Auslöser des Speichelreflexes. Dieser sicher aus dem Schulunterricht bekannte Vorgang wird als klassische Konditionierung bezeichnet und kann nicht nur Reflexe auslösen, sondern die Nahrungsaufnahme selbst.

In einem ähnlichen Experiment richtete die Psychologin Leann Birch in einem Kindergarten zwei Räume zum Spielen ein: In einem Raum wurden die üblichen Mahlzeiten eingenommen, im anderen nicht. Nach einigen Tagen bot sie in beiden Räumen Obst und Süßigkeiten an. Die Kinder waren im gleichen Ernährungszustand, im »Esszimmer« aßen sie jedoch mehr. Die Umgebung, in der sie zuvor gegessen hatten, steigerte den Reiz zur Nahrungsaufnahme.

Das menschliche Essverhalten spricht auf äußere Reize an: auf die Nahrung selbst und auf Umgebungsreize, die wir mit Nahrung verknüpfen, und das auch dann, wenn der Körper gerade erst mit Nährstoffen versorgt wurde.[11] Die Umgebung verführt uns zum Essen, ob wir nun satt sind oder nicht.

Als ich neulich ein Huhn nach einem marokkanischen Rezept schmorte und mir das Aroma von Ingwer, Zimt und Honig in die Nase stieg, lief mir das Wasser im Mund zusammen. Ich beugte mich über den Topf, was meine

Sinneseindrücke noch verstärkte. Prompt knurrte mein Magen. Der Duft und der Anblick des köstlichen Essens hatten ihn in Bewegung versetzt und meine Esslust gesteigert. Reaktionen wie diese sind für Menschen, die mit Übergewicht kämpfen, häufig ein Problem. Ist ansprechendes Essen im Überfluss vorhanden, werden sie fortwährend zum Essen angeregt. Kommen andere Einflüsse hinzu, kann das Essverhalten auch aus den Fugen geraten.

Tom war neunundzwanzig und arbeitete als Programmierer. Bei Stress überfiel ihn ein unwiderstehliches Verlangen nach Nahrung. Als ihn der Chef einmal kritisierte und ihm das unberechtigt erschien, war er wütend und beschämt, und gleichzeitig mit seiner Wut und Scham tauchte der Heißhunger auf. Er musste sich etwas besorgen, um »runterzukommen«, und das war auf dem Weg nach Hause ein Kinderspiel. Die Einkaufstour begann am Kiosk der U-Bahn-Haltestelle, wo ihn die Frau hinter der Theke lächelnd begrüßte; sie kannte ihn schon. Danach ging er in den Supermarkt nebenan. Zu Hause aß er am Küchentisch sitzend zuerst das Herzhafte:

- drei Brötchen mit Butter, Gorgonzola, Mettwurst und Gelbwurst,
- zweihundert Gramm Bergkäse,
- ein Stück Mozzarella,
- eine Laugenbrezel mit Butter.

Dann legte er sich vor den Fernseher und hatte Muße, sich nun den Süßigkeiten zu widmen. Er aß drei bis vier Stunden und nahm eine beträchtliche Energiemenge zu sich:

- eine Apfeltasche,
- eine Himbeerschnitte,
- eine Tafel Schokolade,
- eine Packung Eiscreme (500 ml),
- ein Schokocroissant,
- zwei Tüten mit Gummibärchen,
- drei Schokoriegel,
- eine halbe Packung Pralinen,
- einen Schokopudding,
- eine Quarktasche.

Manchmal aß er auch, wenn er sich langweilte. Wenn er nicht arbeitete, fühlte er sich antriebslos und verbrachte viel Zeit vor dem Fernseher. Längst hatte das Übergewicht seiner Gesundheit geschadet. Er litt unter chronischen Rücken- und Gelenkschmerzen und Bluthochdruck. Der Arzt schlug eine Magenverkleinerung vor, um das Übergewicht einzudämmen. Darauf beruhte Toms ganze Hoffnung: »Ich glaube, durch die Operation hätte ich nicht mehr so viel Hunger.«

Doch sein Essproblem wurde nicht durch seinen Magen oder einen anderen körperlichen Prozess verursacht. Letztlich beruhte es auf der Eigenart des menschlichen Essverhaltens, auf äußere Reize anzusprechen, und dies spürte Tom gerade, wenn er emotionalen Stress erlebte. Warum aber haben äußere Reize so einen großen Einfluss auf unser Essverhalten? – Es hat einen guten Grund.

Innenwelt und Außenwelt des Essens

Da unsere Vorfahren über Jahrtausende von Hungersnöten bedroht waren, mussten sie nicht nur schnell auf die Zeichen ihres Körpers reagieren, die ein Nährstoffdefizit ankündigten. Sie mussten auch in der Lage sein, nährstoffreiche Nahrung zu essen, wann immer sie sich ihnen anbot. Die Ansprechbarkeit auf Außenreize half ihnen dabei. Sie hilft uns bis heute, ein Grundproblem der Nahrungsaufnahme zu lösen: dass nämlich der Körper unablässig Energie verbraucht, Nahrung aber nicht ständig verfügbar ist.

Da der Energiefluss im Körper unter keinen Umständen versiegen darf, *müssen* wir vorausschauend essen, immer mehr, als wir gerade brauchen, um überschüssige Energie im Körper zu speichern. Die Anregung des Appetits durch äußere Reize hilft uns dabei, sie fördert vorausschauendes Essen.[12]

Äußere Reize, gedankliche Reaktionen und nicht zuletzt Gefühle übertreffen manchmal vollkommen mühelos die körperlichen Signale. Die Schwankungen des Hungergefühls oder der Zeitpunkt und die Größe unserer Mahlzeiten lassen sich daher allein mithilfe körperlicher Prozesse nicht vorhersagen. Das System, das unser Essverhalten steuert, wird gleichermaßen von innen und außen beeinflusst. Es ähnelt einem Kopf mit zwei Gesichtern.

Ein Gesicht blickt nach innen und verarbeitet die Signale des Körpers, registriert die Nährstoffkonzentrationen im Blutkreislauf, die Veränderungen im Magen-Darm-System, die Ausschüttung von Hormonen und Neurotransmittern. Es liegt in tieferen Hirnstrukturen, vor allem im Hypothalamus und Hirnstamm.

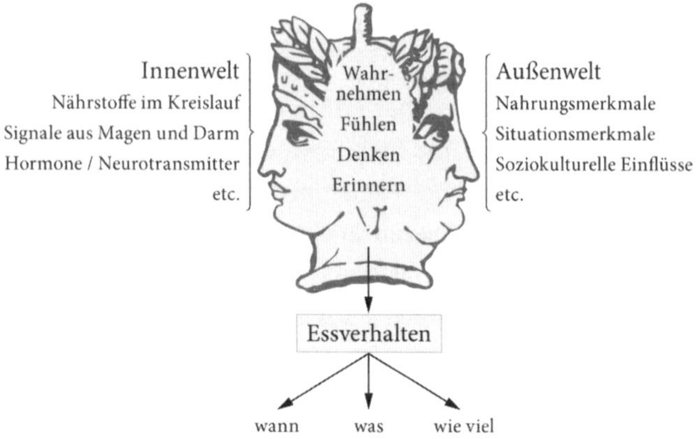

Abbildung 4: Jede Mahlzeit ist das Ergebnis eines komplexen Zusammenspiels innerer und äußerer Einflüsse. Das Gehirn verarbeitet sie mithilfe psychischer Prozesse: Wahrnehmung, Denken, Erinnern und Gefühl.

Das andere blickt in die Außenwelt und registriert Signale, die das Vorhandensein von Nahrung ankündigen. Es findet sich in den höheren Gebieten des Gehirns. Letztlich ist jede Mahlzeit das Ergebnis eines komplexen Zusammenspiels vielfältiger innerer und äußerer Einflüsse.

Die Essgefühle und ihre steuernde Funktion

»It may be presumed that infants feel pleasure whilst sucking and the expression of their swimming eyes shows that this is the case.«

Charles Darwin[1]

»Pleasure occurs whenever a sensation indicates the presence of a stimulus which helps correct an internal trouble.«

Michel Cabanac[2]

Der elementarste Zusammenhang zwischen Essen und Gefühl zeigt sich darin, dass Nahrung emotionale Reaktionen auslöst. Essen ist mit Wohlbefinden und Unbehagen verbunden, mit Lust und Ekel. Warum erleben wir diese Gefühle, und wie entstehen sie?

Angelockt durch einen fruchtig-süßen Duft, landet eine Stubenfliege auf dem Küchentisch und läuft auf einen Tropfen Himbeermarmelade zu. Sie berührt die Marmelade mit den Härchen der Vorderbeine. Die Zuckermoleküle erregen die Sinneszellen in den Härchen, und sofort streckt die Fliege ihren Rüssel aus und saugt. Sobald sich genügend Nährstoffe in ihrem Körper angesammelt haben, nimmt die Erregbarkeit der Sinneszellen ab, und der Saugreflex wird nicht mehr ausgelöst.

Die Nahrungsaufnahme einer Fliege setzt sich aus einfachen Reflexen zusammen und vollzieht sich, nach allem, was wir wissen, ohne jede Empfindung, ohne Hunger- und Sättigungsgefühl, ohne Wohlgeschmack oder Widerwillen. Empfindungen und Gefühle gesellten sich erst später in der Evolution zu den Reflexen der Nahrungsaufnahme, vermutlich bei allen Tieren, die über ein Bewusstsein verfügen. Und das sind erstaunlich viele.[3] Affen, Menschen und andere Primaten, selbst Ratten, zeigen Gefühlsreaktionen, wenn sie Nahrung schmecken.

Beim Menschen treten diese Reaktionen sehr früh auf. Ein Tropfen Zuckerwasser auf der Zunge bringt Neugeborene zum Lächeln. Ihr Gesichtsausdruck ist entspannt, sie öffnen den Mund und schieben ihre Zunge ein wenig nach vorne. Sie wollen mehr. Der süße Geschmack ist angenehm von Anfang an, schon wenige Stunden nach der Geburt, noch vor jeder Fütterungserfahrung. Schmecken sie Bitteres, verfinstert sich ihre Miene. Sie ziehen die Augenbrauen zusammen, rümpfen die Nase, reißen den Mund auf, drehen den Kopf zur Seite und rudern mit Händen und Armen. Sie tun alles, um das, was sie da gerade wahrnehmen, abzuwehren.[4]

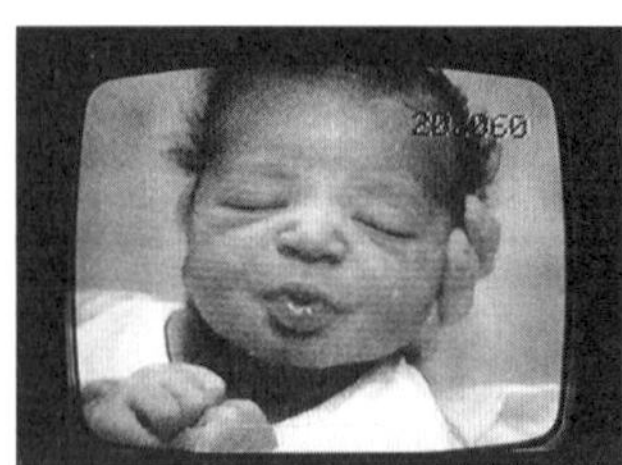

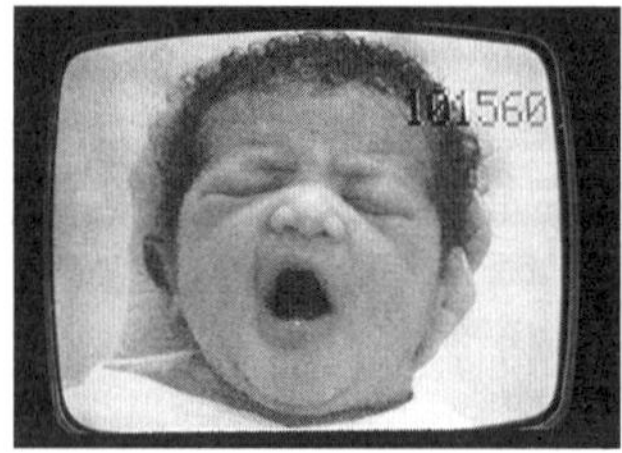

Abbildung 5: Ein süßer Geschmack löst bei Neugeborenen positive (links), ein bitterer Geschmack negative (rechts) mimische Reaktionen aus (aus Rosenstein & Oster, 1988).

Warum erleben wir Gefühle, wenn wir Süßes oder Bitteres, Saures oder Salziges schmecken? Schließlich ist, wie die Beobachtung der Fliege zeigt, eine Nahrungsaufnahme auch ohne Empfindung und Gefühl möglich.

Das Problem der Nahrungswahl

Während *Nahrungsspezialisten* immer das Gleiche essen – der Koalabär Eukalyptusblätter, der Pandabär Bambusknospen, die Birkenwanze Birkensamen –, vertilgen Nahrungs*generalisten* wie Ratte, Schwein und Mensch im Grunde alles. Der radikalste Generalist aber ist der Mensch. Er ernährt sich von Roggen, Hafer und Mais, Maniok und Kartoffeln, Obst und Gemüse, Hühnern, Enten, Tauben und Wachteln, Bisons, Büffeln, Karibus und Rentieren, Lamas, Meerschweinchen und Ziegen, Fischen und Fröschen, Krabben und Krebsen, Grashüpfern, Käfern, Wanzen, Zikaden, Grillen, Ameisen, Termiten und Kakerlaken. In Indien werden fünfzig Pilzsorten gegessen, in Japan achtzig, in China siebenhundert.[5]

Der Mensch isst alles, was Nährstoffe enthält, wahrlich ein Allesfresser. Sein riesiges Nahrungsspektrum erlaubt ihm die Anpassung an die verschiedensten Lebensräume, bringt aber auch ein Problem mit sich. Er muss aus der Vielfalt jene Nahrung wählen, die ausreichend Nährstoffe enthält: Kohlenhydrate, Proteine, Fette und eine ganze Reihe von Vitaminen, Mineralien und Spurenelementen. Ein abwechslungsreicher Speisezettel hilft ihm, dieses Problem zu lösen. Gleichzeitig muss er sich vor unbekömmlicher und giftiger Nahrung schützen.

Wie lösen wir und andere Nahrungsgeneralisten das

Problem der Nahrungswahl? Am einfachsten wäre es, wir kämen mit einem unfehlbaren Gefühl für die richtige Nahrung auf die Welt: mit einem angeborenen Appetit. Sobald es unserem Körper an einem bestimmten Nährstoff mangelt, würden wir wie von selbst ein Verlangen nach jener Nahrung erleben, die den betreffenden Nährstoff enthält.

Manchmal fühlt es sich tatsächlich so an. Eines Nachts erwachte ich schweißgebadet mit einem bohrenden, beinahe schmerzhaften Appetit auf Fleisch. Ich hatte von einem Teller mit Wiener Schnitzel und Pommes frites geträumt. Ich roch und sah das knusprig gebratene Essen, mir lief das Wasser im Mund zusammen, aber ich konnte nicht davon essen. Alles war unerreichbar für mich wie hinter einer unsichtbaren Wand. Am nächsten Tag ging ich in ein Restaurant und aß Schnitzel mit Pommes frites. Es tat unendlich gut und ließ mich fortan wieder tief und fest schlafen. Hatte mein Körper unter einem Proteinmangel gelitten, weil ich in den Wochen zuvor kein Fleisch gegessen hatte? Und hatte dieser Mangel meinen Appetit entfacht?

Lust auf Salz

Im Jahre 1940 erhielt der amerikanische Psychologe Curt Richter einen Brief von den Eltern eines einjährigen Jungen, der mit Inbrunst alles aß, was salzig schmeckte. Er aß »… weder Frühstück noch Abendbrot ohne Salz, er jammerte richtig danach und verhielt sich so, als ob er es unbedingt haben müsste …« Dazu leckte er das Salz von den Crackern und lutschte gesalzenen Speck, er aß Salz sogar pur. Als er zu sprechen begann, war »Salz« eines seiner ersten Wörter.

Der Fall nahm einen tragischen Verlauf. Der Junge wurde in einer Klinik untersucht und starb nach wenigen Tagen. Bei der Obduktion entdeckte man einen Tumor, der die Funktion der Nebennieren gestört und einen Natriummangel ausgelöst hatte. Sein exzessiver Appetit auf Salz war die Reaktion auf den Mangel. Die Krankenhauskost hatte ihm den Tod gebracht, weil sie zu wenig Salz enthielt, um seinen Körper mit ausreichend Natrium zu versorgen.[6]

Tatsächlich hat ein starkes Verlangen nach einer bestimmten Nahrung häufig körperliche Gründe. Der Appetit nach Süßigkeiten wie Schokolade in den Tagen vor und nach der Menstruation ist wahrscheinlich durch hormonbedingte Stimmungsschwankungen verursacht. Auch essen viele Frauen während der Schwangerschaft zuweilen ganz andere Dinge als sonst: Erde, Lehm, Stärke, Asche, Kreide, Backpulver oder Eis. Solche außergewöhnlichen Präferenzen lassen zunächst an eine Störung des Essverhaltens denken, könnten aber eine lebenserhaltende Funktion erfüllen: den Schutz des Fötus vor Giften und Krankheitserregern.[7]

Curt Richter wollte mehr über das Phänomen des nährstoffbezogenen Appetits herausfinden. Er löste bei Ratten einen Natriummangel aus und bot ihnen natriumarme oder natriumhaltige (= salzige) Nahrung an. Ohne Zögern wählten die Tiere das Salzige. Dann setzte er die Versuchsreihe mit anderen Nährstoffen fort. Löste er einen Kalziummangel aus, bevorzugten sie kalziumhaltige Nahrung. Die Schlussfolgerung lag auf der Hand: Es musste einen angeborenen Sinn, einen Appetit auf alle lebenswichtigen

Nährstoffe geben – Proteine, Kohlenhydrate, Phosphor, Natrium, Kalium, Kalzium und die Vitamine.[8]

Doch als Richter einen Thiaminmangel verursachte, geschah etwas Seltsames. Thiamin oder Vitamin B1 ist wie Natrium für die Funktion des Nervensystems notwendig und kann nur in einer kleinen, schnell verbrauchten Menge im Körper gespeichert werden. Der menschliche Thiaminspeicher ist nach zehn bis zwanzig Tagen aufgebraucht. Da ein Thiaminmangel Folgen wie Durchblutungsstörungen, Herzinsuffizienz, Krämpfe und Lähmungen hat, wäre ein angeborener Thiaminappetit äußerst hilfreich. Aber Richters Tiere rührten die Nahrung, die sie von ihrem Mangel hätte erlösen können, nicht an. Es gelang ihnen nicht, den Thiaminmangel so schnell und zuverlässig wie einen Natriummangel auszugleichen. Richter fragte sich, warum das so war.[9] Mit dem Konzept des angeborenen Appetits ließ sich das Verhalten der Tiere nicht erklären. Es musste auf einem anderen Zusammenhang beruhen. Hatte es mit Lernprozessen und Gefühlen zu tun?

Lob des Widerwillens

Eines Abends, ich war vielleicht zehn, saß ich in der Küche unserer Nachbarin beim Abendessen. Sie briet die Reste des Sonntagsessens, Knödel mit Speck, und ich aß zwei Portionen, weil es so gut schmeckte. Nachts erwachte ich mit einer abgrundtiefen Übelkeit und erbrach mich. Meine Abneigung gegen Knödel blieb jahrelang bestehen. Wie lecker zubereitet sie auch waren, ich konnte sie nicht essen, allein ihr Anblick löste starken Widerwillen in mir aus.

Diese Abneigung war das Ergebnis eines Lernprozesses, den der Psychologe John Garcia in einem bahnbrechenden Experiment in den 1960er-Jahren demonstriert hat. Er gab Ratten Wasser zu trinken und erzeugte nach dem Trinken durch eine schwache Dosis Röntgenstrahlen Übelkeit. Erwartungsgemäß vermieden die Tiere das Wasser, wenn man es ihnen an einem der folgenden Tage erneut anbot.

Doch Garcia setzte die Untersuchungsreihe mit einem genialen Dreh fort. Er variierte den Kontext des Trinkens: Unter einer Bedingung gab er den Tieren süßes Wasser zu trinken, unter der anderen helles und lautes Wasser (das heißt, während des Trinkens erschien ein Licht-Ton-Signal). Wieder löste er Übelkeit aus und bot den Tieren am folgenden Tag das Wasser an. Was er jetzt beobachtete, war für die Lernpsychologie von großer Bedeutung. Hatten die Tiere das helle und laute Wasser getrunken, tranken sie auch jetzt, hatten sie süßes Wasser getrunken, waren sie nicht mehr zum Trinken zu bewegen. Sie verknüpften die Übelkeit mit dem Geschmacksreiz, nicht mit Helligkeit und Geräuschintensität. Und das zu Recht, denn Übelkeit wird in der Natur nicht durch Licht und Geräusche verursacht, wohl aber durch Nahrung, und diese ist an ihrem Geschmack zu erkennen.

Das Experiment von Garcia zeigte, dass die Verbindung zwischen Reizen und Reaktionen nicht beliebig ist. Erstaunlich war auch, dass die Tiere die Vermeidungsreaktion selbst dann erlernten, wenn der Geschmacksreiz nur einmal mit der Übelkeit gekoppelt wurde und zwischen Trinken und dem Auftreten der Übelkeit mehrere Stunden verstrichen. Nahrungsaversionen werden schnell erlernt, schlussfolgerte Garcia, weil der Schutz vor Infektion und Vergiftung für einen Allesfresser wie die Ratte einen hohen Stellenwert hat.[10]

Das Phänomen der Nahrungsaversionen zeigt auch, dass wir beim Essen eher dem Gefühl als der Vernunft gehorchen. Meine Abneigung gegen Knödel blieb jahrelang bestehen. Ich wusste sehr genau, dass sie bei richtiger Zubereitung bekömmlich sind und schmecken, aber dieses Wissen veränderte meine Abneigung kein bisschen. Sobald ich Knödel sah oder auch nur roch, kam Widerwillen in mir auf.

Erlernte Nahrungsaversionen haben also mehrere bemerkenswerte Eigenschaften: Sie werden schnell erlernt, bleiben lange bestehen – manchmal ein Leben lang – und widerstehen der Vernunft. Sie helfen auch, die richtige Nahrung zu finden, womit wir wieder beim Thema Thiaminmangel wären. Ich komme noch einmal auf den Thiaminversuch zurück.

Als der Psychologe Paul Rozin an der Universität in Philadelphia Richters Experiment wiederholte, machte er zunächst die gleichen Beobachtungen wie Richter: Die Tiere, die unter einem Mangel an Thiamin litten, fraßen nicht von der thiaminhaltigen Nahrung. Sie erkannten nicht, dass die Nahrung das lebensrettende Vitamin enthielt. Sie hatten offenbar keinen angeborenen Appetit dafür. Erstaunlich war nur, dass sie dennoch überlebten. Wie ihnen das gelang, ließ sich erst bei genauerer Beobachtung ihres Verhaltens erkennen.

Die entscheidende Reaktion auf den Thiaminmangel bestand nicht darin, die angebotene thiaminhaltige Nahrung zu bevorzugen, sondern die bisherige, thiaminfreie Nahrung zu vermeiden. Was krank macht, wird abgelehnt, lernten die Forscher, denn die Ratten spuckten die thiaminfreie Nahrung aus, als ob sie giftig wäre, und weigerten sich beharrlich, davon zu fressen, selbst wenn sie längere Zeit gehungert hatten. Die Aversion war so ausgeprägt, dass sie gar nicht anders konnten, als sich neue Nahrung zu suchen. Stießen sie zufällig auf eine thiaminhaltige Nahrungsquelle, erkannten sie das Vitamin zwar nicht sofort an seinem Geschmack, aber einige Zeit danach, wenn die unangenehmen Folgen des Mangels nachließen. Und so lernten sie allmählich, diese Nahrung zu bevorzugen.[11] Für den Ausgleich des Thiamindefizits war also nicht ein angeborener Appetit entscheidend, sondern die erlernte Vermeidung der bisherigen, thiaminfreien Nahrung.

Das Problem der Nahrungswahl wird nicht durch einen angeborenen Appetit gelöst. Dieser Mechanismus spielt eine weitaus geringere Rolle, als Richter zunächst vermutet hatte. Wir erleben bei einem Mangel an Vitamin A nicht zwangsläufig einen Appetit auf Schweineleber, bei einem Mangel an Vitamin D nicht unbedingt einen Appetit auf Hering. Es verlangt uns nicht zwangsläufig nach Karotten oder Rosenkohl, wenn wir Vitamin K oder Thiamin benötigen.

Ein angeborener Appetit kann sich nur dann entwickeln, wenn der betreffende Nährstoff mit einer bestimmten Nahrung und ihren unverwechselbaren geschmacklichen Eigenschaften fest verknüpft ist. Aber das ist nur selten der Fall. Thiamin kommt auch in Schweinefleisch, Thunfisch und Haferflocken vor, Vitamin A in Aal und Milch, Vitamin D in Käse und mehreren Fischarten, und Vitamin K in grünem Salat, Kohl und Schnittlauch. Nach allem, was wir heute wissen, gibt es bei uns Menschen einen angeborenen Appetit auf Natrium und Calcium, die

Versorgung mit allen anderen Nährstoffen wird in erster Linie durch Lernprozesse gesichert, wie es das Beispiel des Thiaminmangels deutlich gemacht hat.[12]

Wie wir lernen, Pizza, Schokolade und Gemüsesuppe zu lieben

Mir kommt noch eine andere Kindheitserinnerung in den Sinn. Während der Ferien in Italien wurde ich einmal krank und durfte tagelang nichts essen. Ich lag hungrig im Bett, mein Bauch fühlte sich wie ein riesiges Loch an, und meine Fantasien kreisten um nichts anderes als Pizza: Pizza mit Salami, Pizza mit Schinken, Pizza mit Champignons. Als ich wieder gesund war, bekam ich eine riesige Pizza. Sie war mit Salami, Schinken und Champignons belegt, hatte einen knusprigen Rand und duftete nach Olivenöl, Knoblauch und Oregano. Sie schmeckte wie ein Wunder, sie schmeckte so gut, dass ich Pizza bis heute liebe. Der Lernprozess, der solchen Vorlieben zugrunde liegt, ist für das menschliche Essverhalten so wichtig wie das Nahrungsvermeidungslernen. Denn wir müssen auch lernen, die Nahrung zu bevorzugen, die den Körper mit den Nährstoffen versorgt, die er braucht. Dieser Lernprozess ist experimentell leicht zu zeigen.

Zuerst gibt es für die Teilnehmer der Studie ein Frühstück mit wenig Protein, also eiweißarme Kost: eine Scheibe Toast mit Butter, Honig oder Marmelade, eine Schale Reisflakes und eine Tasse Kaffee oder Tee. Mittags wird ein Teller Suppe serviert und zum Nachtisch eine Portion Pudding. Dieses »Fütterungsschema« wird an den folgenden Tagen fortgesetzt: Zuerst wird das proteinarme Frühstück gegessen und einige Stunden später Suppe und Dessert, in denen der Eiweißanteil variiert werden kann, ohne dass die Teilnehmer das bemerken. Denn ab jetzt wird der Proteingehalt des Mittagessens verändert: an einem Tag gibt es wenig, am anderen Tag mehr davon. Dabei wird die Proteinmenge des Essens an den Geschmack gekoppelt: Je nach Versuchsbedingung enthält die mittags servierte Gemüsesuppe oder die Champignonsuppe viel Protein. Am vierten und letzten Tag des Experiments haben die Suppen wieder den gleichen Nährstoffgehalt, sie unterscheiden sich allein im Geschmack. Doch jetzt dürfen die Versuchsteilnehmer wählen, und es zeigt sich: Sie bevorzugen den Geschmack, der mit einem hohen Maß an Protein verbunden war. Der Geschmack wurde für sie zum Signal für die Versorgung mit Protein, das im Frühstück fehlte. Da die Versorgung mit Protein einen hohen Stellenwert für das Überleben hat, genügte für das Erlernen dieser Präferenz eine einzige Lernerfahrung.

Nahrungspräferenzen werden nach dem gleichen Prinzip wie Nahrungsaversionen erlernt: Wir nehmen den Geschmack der Nahrung wahr und erleben nach dem Essen Veränderungen des Befindens. Unwillkürlich verbinden wir den Geschmack mit diesen Veränderungen unseres Befindens: Sind sie angenehm, entstehen Präferenzen, wenn zum Beispiel der Körper bei starkem Hunger mit Energie versorgt wird oder nach einem proteinarmen Frühstück das Mittagessen viel Eiweiß enthält. Infolge dieser Erfahrung wird der Geschmack der Nahrung zum Signal und löst in uns eine sogenannte »metabolische Erwartung« aus. Dann wissen wir intuitiv, dass es nützlich ist, die betreffende Nahrung zu essen.

Diese intuitiven Erwartungen teilen uns subtil mit, was

der Körper an Nährstoffen erwarten kann, wenn wir eine bestimmte Nahrung essen. Entsprechen die Nährstoffe den momentanen Bedürfnissen unseres Körpers, wächst die Zuneigung zu dieser Nahrung. In meinem persönlichen Nahrungsgedächtnis hat Pizza einen hohen Rang, nicht allein weil sie mir damals so gut schmeckte, sondern weil sie meinen Hunger wirksam stillte. Dieser Lernprozess steigert sogar unsere Präferenz für Nahrung noch weiter, die wir sowieso schon bevorzugen. Selbst das Verlangen nach Schokolade, ohne Zweifel eine der beliebtesten Nahrungen überhaupt, wird größer, wenn sie ein akutes körperliches Bedürfnis nach Nährstoffen stillt.

Im Rahmen einer Feldstudie ließ man Probanden täglich einen Schokoriegel essen. Einige aßen die Schokolade nur dann, wenn sie satt, die anderen, wenn sie hungrig waren. Wurde die Schokolade bei Hunger gegessen, nahm nach einigen Tagen das Verlangen danach deutlich zu.

Nahrungspräferenzen werden übrigens auch durch andere Lernprozesse geformt, nicht nur wenn der hungrige Organismus besonders gut mit Energie versorgt wurde. Uns reicht zur Entwicklung so einer Präferenz bereits, dass die betreffende Nahrung unser Wohlbefinden *nicht* beeinträchtigt. Dann können wir sicher sein, sie schadet nicht. Auf diese Weise entstehen Nahrungspräferenzen schon im Mutterleib. Neugeborene bevorzugen Milch mit jenen Aromen, die während der Schwangerschaft auch in der Nahrung der Mutter enthalten waren.[13] Später kommen beim Erlernen von Nahrungspräferenzen direkte Signale der Sozialpartner hinzu.

Der Einfluss der anderen

Am 4. Mai 1724 entdeckte man auf einem Feld bei Hameln einen nackten, etwa dreizehnjährigen Jungen, der nicht sprach, aber eine ausgeprägte Mimik zeigte und wild herumturnte, als ob er sich darüber freute, dass man ihn endlich gefunden hatte. An seinem Hals hing etwas, was vielleicht einmal ein Hemd gewesen war. Als man ihm Brot anbot, lehnte er ab. Er hatte anscheinend noch nie eins gesehen und aß stattdessen Gras und andere Pflanzen, schälte von jungen Ästen die Rinde und kaute sie. Er aß Bohnenstängel, die Bohnen verschmähte er. Er nahm nur die Nahrung zu sich, die ihn bisher am Leben erhalten hatte.

Andere Findelkinder, die ohne Kontakt zu Menschen in der Wildnis aufgewachsen waren, kletterten auf Bäume, um Obst, Nüsse oder Vogelnester zu suchen, krochen auf der Suche nach Kräutern, Wurzeln und Aas über den Boden oder tauchten in Bäche und Teiche, um Frösche oder Fische zu fangen.[14] Sie bevorzugten rohe Nahrung und aßen eher wie die Tiere, denen sie begegnet waren, nicht wie Menschen.

Wir brauchen andere menschliche Vorbilder, um zu erkennen, welche Nahrung wir essen sollen und welche nicht. In einer Studie bot man zwei- bis fünfjährigen Kindern verschiedenfarbige Grießbreivarianten an. Ihnen gegenüber platzierte man einen Erwachsenen, der ebenfalls Grießbrei aß. Hatte der Grießbrei des Erwachsenen die gleiche Farbe wie der eigene, aßen die Kinder schneller, länger und mehr. Diese anregende Wirkung erwachsener Modelle zeigt sich auch später im Leben, wenn wir andere beobachten, die beim Essen positive Gefühle erleben.

Nicht von ungefähr essen wir in Gesellschaft oft erheblich mehr, sogar bis zur doppelten Menge.[15]

Das Verhalten der Artgenossen beeinflusst die Nahrungsaufnahme bei allen sozialen Lebewesen. Die Henne lockt ihre Küken an, pickt nach einem Futterkorn und lässt es wieder zu Boden fallen. Die Küken nehmen es auf, um die Mutter nachzuahmen. Ratten erkennen am Atem anderer Ratten, welche Nahrung sie gefressen haben, und wählen genau diese, denn sie können sich sicher sein, dieses Futter ist bekömmlich. Junge Paviane bevorzugen jene Pflanzen, die auch die erwachsenen Tiere fressen.

Wir essen meistens mit anderen, und die Erfahrungen dabei prägen unsere Essgewohnheiten manchmal ein Leben lang.

Als wir in einer Interviewstudie nach hervorstechenden Esssituationen der Vergangenheit fragten, wurden immer wieder Mahlzeiten in der Familie geschildert. In einem der Interviews sprach eine Frau von der Blutsuppe, die es in der Kindheit am Schlachttag gab. Schon der Anblick war ekelerregend. Aber der Vater stand mit erhobener Hand hinter ihr und zwang sie, den Teller zu leeren. Suppe habe sie später nie mehr gegessen. »Das habe ich nicht vergessen, mein ganzes Leben nicht.«[16]

Die Lernprozesse, die das menschliche Essverhalten so entscheidend prägen, werden erst durch die Einflüsse der anderen möglich. Umgekehrt organisieren die Gepflogenheiten beim Essen auch das Zusammenleben. Durch gemeinsame Essgewohnheiten entsteht ein Gefühl der Zusammengehörigkeit. In Mexiko essen Jugendliche das schmerzhaft scharfe Chili, weil sie als vollwertiges Mitglied ihrer sozialen Gruppe akzeptiert werden wollen. In westlichen Industrieländern wie Frankreich essen die »einfachen Leute« oft Eintopf- und Fleischgerichte, während sich die höheren Schichten »gesund« und kalorienarm ernähren und nach strengen Benimmregeln essen. Wie der Soziologe Pierre Bourdieu zeigte, sind schichtabhängige Essgewohnheiten wie diese nicht allein die Folge der unterschiedlichen ökonomischen Lebensbedingungen. Sie fördern auch die Identifikation mit der eigenen Gruppe und die Abgrenzung von anderen.[17]

Die Erfindung der Essgefühle

Wir und andere Allesfresser finden uns in einer komplexen Nahrungswelt zurecht, weil wir lernen. Zwar verfügen wir über einige angeborene Reaktionsmuster, die wir zur Nahrungsaufnahme brauchen. Der Saug- und Schluckreflex und die Zuneigung zu Süßem erhöhen die Bereitschaft des Säuglings, Muttermilch zu trinken. Die Abwehr bitterer Geschmacksreize schützt ihn vor Giftigem. Aber die angeborenen Reaktionsmuster allein sichern noch nicht unser Überleben. Erst die Fähigkeit des Lernens ermöglicht uns, den Körper mit den Nährstoffen zu versorgen, die er braucht. Wir lernen, Nahrung zu ergreifen und zum Mund zu führen, sie zu kauen und zu schmecken, wir lernen die Wahrnehmung von Hunger und Sättigung, wir lernen, ungünstige Nahrung zu vermeiden und günstige zu bevorzugen.

Im Verlauf der Jahre machen wir Abertausende Erfahrungen beim Essen. Das Gehirn nimmt sie in sich auf, vergleicht, ordnet und speichert sie. Man kann sich diesen Speicher wie einen Karteikasten vorstellen. Auf jeder Karte sind die Merkmale einer prägenden Nahrungserfahrung festgehalten: die Situation, die Nahrung selbst, ihr Geruch und Geschmack, das körperliche und emotionale Befinden nach dem Essen. Der intensive Hunger, der Duft, den jene Pizza verströmte, ihr Geschmack und ihre sättigende Wirkung – im Gedächtnis wird ein umfangreicher Katalog von Nahrungserfahrungen angelegt, und sobald wir in eine neue Esssituation geraten, sobald wir vor der Entscheidung stehen, was, wann und wie viel wir essen, greift das Gehirn auf dieses Archiv zurück. Es blättert und sucht nach Erfahrungen, die der gegenwärtigen Esssituation ähneln, und nutzt sie für seine Entscheidung. Bin ich hungrig und gehe gerade an einem italienischen Restaurant vorbei, teilt es mir mit: Pizza wäre eine gute Wahl. Lernprozesse sind der Schlüssel zum Essverhalten. Wieso ich dennoch ein Buch über die Gefühle des Essens schreibe und nicht über Lernprozesse – weil Gefühle der Schlüssel zum Lernen sind!

In den 1950ern hatte auch der amerikanische Psychologe Paul Thomas Young beobachtet, dass Ratten ihre Nahrung gezielt auswählen, zog daraus aber vollkommen andere Schlüsse als Curt Richter. Er zweifelte an der »Weisheit des Körpers« und an der Bedeutung des angeborenen Appetits.

Anders als Richter, der sich als Schüler des Behavioristen John Watson am Verhalten und seinen körperlichen Grundlagen orientierte, stand Young in einer Tradition, die auf den Begründer der Experimentalpsychologie, Wilhelm Wundt, zurückgeht, und dieser hatte sich ausgiebig mit Gefühlen befasst. Young beobachtete, dass Gefühlsreaktionen durch den Geschmack der Nahrung ausgelöst werden und durch Schwankungen der Nährstoffverfügbarkeit im Körper. Eine seiner wichtigsten Annahmen war, dass erst diese Gefühlsreaktionen das Nahrungslernen ermöglichen. Sind es positive Emotionen, verstärken sie das Verhalten, sind die Emotionen negativ, schwächen sie es ab.[18]

Die emotionale Aufladung des Essens setzt schon mit dem Hunger ein. Nach wenigen Stunden ohne Nahrung nehmen wir, wie bereits erwähnt, die verschiedensten körperlichen Veränderungen wahr: Bewegungen des Magens, Mundtrockenheit, Kopfschmerzen, ein Kloßgefühl im Hals oder ein Drücken im Brustkorb. Wir reagieren empfindlicher auf Geruchs- und Geschmacksreize, auch auf Tastreize im Mund.[19] Und jede körperliche Hungerempfindung wird von einem unlustbetonten Gefühl begleitet, das umso stärker wird, je länger der Nahrungsentzug anhält. Wir fühlen uns zunehmend unwohl, und das sogar, wenn uns der Nährstoffmangel gar nicht bewusst ist.

Als man in einem Experiment ohne das Wissen der Probanden den Blutzuckerspiegel durch Insulin-Infusionen senkte, erlebten sie sofort eine Verschlechterung der Stimmung. Sie waren hungrig, müde, angespannt und gereizt, ihr gesamtes emotionales Befinden war beeinträchtigt.

Emotional aufgeladen ist auch das Gegenstück des Hungers, die Sättigung. Nach einem guten Essen liegen wir auf dem Sofa, und die Welt ist in Ordnung. Zufrieden dösen wir vor uns hin, ein Zustand, den Balzac sogar mit »den höchsten Genüssen der Liebe« verglich. Als man bei obigem Insulin-Experiment den Blutzuckerspiegel durch Zufuhr von etwas Glucose wieder normalisiert hatte, waren die Probanden schnell wieder ausgeglichen.[20] Oder um es kurz auf den Punkt zu bringen: Die Versorgung mit Nährstoffen verbessert das emotionale Befinden, der Nährstoffmangel verschlechtert es.

Warum erleben wir diese Veränderungen des Gefühlszustands?

Das wird erkennbar, wenn wir uns einen Organismus vorstellen, der solche emotionalen Veränderungen nicht erlebt. Er versorgt sich mit Nahrung und bleibt dabei ungerührt. Er reagiert wie ein Automat und erlebt die existenzielle Bedeutung des Mangels nicht. Der Organismus hingegen, der den Hunger fühlt, wird getrieben und gepeinigt, sein Gefühlszustand signalisiert eine Bedrohung. Die gefühlsmäßige Aufladung des Hungers lässt uns also die Dringlichkeit der Nährstoffzufuhr erkennen und erhöht unsere Handlungsbereitschaft.[21]

Was aber löst diese Gefühle aus? Mit jeder Schwankung der Nährstoffverfügbarkeit im Körper werden Gefühlsreaktionen ausgelöst, auch dann, wenn wir Nahrung wahrnehmen, vor allem wenn wir sie schmecken, riechen und im Mund ihre Textur ertasten. Die Geschmacksgefühle sind besonders wichtig, und dazu genügt manchmal schon etwas Gewürz.

In einem Experiment servierte man ein italienisches Nudelgericht und bat die Versuchspersonen, im Verlauf der Mahlzeit wiederholt ihr Hungergefühl einzustufen. Erwartungsgemäß nahm es mit der Dauer der Mahlzeit ab. Es verhielt sich »physiologisch«, das heißt, es wurde umso schwächer, je mehr Nährstoffe in den Körper gelangten. Als jedoch der Wohlgeschmack des Gerichts mit etwas Oregano intensiviert wurde, steigerte sich auch das Hungergefühl. Der Appetit kam beim Essen.

In einem anderen Experiment servierte man Weißbrotwürfel mit verschiedenen Aufstrichen und erfasste die Kau- und Schluckmuster. Die Brotwürfel, die besser schmeckten, wurden schneller gegessen.[22] Der Wohlgeschmack fördert demnach die Essbereitschaft und beschleunigt die Nahrungsaufnahme, er bewegt unseren Organismus, sich diese und keine andere Nahrung einzuverleiben.

Die negativen Geschmacksgefühle drängen uns dagegen zur Abwehr. In der Wohngemeinschaft, in der ich als Student lebte, verloren wir gelegentlich den Überblick über die Lebensmittel im Kühlschrank. Ich erinnere mich an ein Stück Corned Beef, von dem ich beim Frühstück eine Scheibe abschnitt, habe das Stück Fleisch vor mir und sehe die kleinen, weißen Maden daraus hervorkriechen, als wäre es heute geschehen. Der Ekel überfiel mich, nichts hätte mich zum Essen bewegen können. Ekel ist ein besonders prägnantes und wichtiges Essgefühl. Ich gehe deshalb weiter unten noch genauer darauf ein.

Zunächst ist jedoch festzuhalten: Essen ist mit Gefühlen aufgeladen. Wir erleben Gefühle, wenn wir Nahrung sehen, riechen und schmecken. Wir erleben sie, wenn die Verfügbarkeit von Nährstoffen im Körper abnimmt und wenn er mit Nährstoffen versorgt wird.

Und all diese Gefühlsreaktionen – das nagende Hungergefühl, die beruhigende Sättigung, der Wohlgeschmack, der Ekel – erfüllen lebenswichtige Funktionen. Sie verleihen der Nahrungsaufnahme die notwendige Dringlichkeit, sie helfen, das Essen rechtzeitig zu beenden und die richtige Nahrung zu wählen, kurz: sie lenken unser Essverhalten.

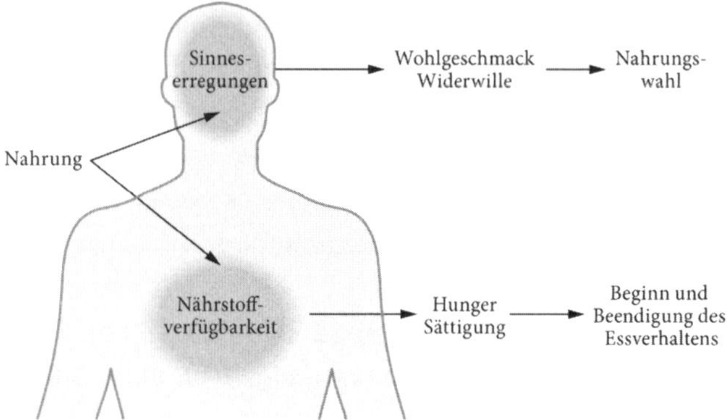

Abbildung 6: Nahrung löst durch Sinneserregungen und Schwankungen der Nährstoffverfügbarkeit im Körper Gefühlsreaktionen aus: Essgefühle. Sie spielen in der Steuerung der Nahrungsaufnahme eine entscheidende Rolle.

Stellen Sie sich vor, Sie würden ohne Gefühle essen. Sie würden die Nahrung sehen, riechen und schmecken, ohne sie als angenehm oder unangenehm zu erleben. Der Duft gemahlenen Kaffees und frisch gebackener Brötchen hätte keine Wirkung auf Sie. Das köstliche Essen im Restaurant ließe sie kalt. Sie hätten keine Lust darauf, und sei es noch so perfekt zubereitet. Wie könnten Sie dann entscheiden, was, wann und wie viel Sie essen?

Essgefühle sind *Signale*. Sie vermitteln die Bedeutung der körperlichen Prozesse aus der Innenwelt und der nahrungsbezogenen Reize aus der Außenwelt. Sie teilen uns mit, ob wir essen sollen oder nicht, ob wir uns dieser oder jener Nahrung zuwenden oder sie meiden sollen. Es ist daher nicht erstaunlich, dass auch Gefühle, die in ihrem Ursprung nichts mit Nahrung zu tun haben – Angst, Ärger, Traurigkeit und Freude –, das Essverhalten entscheidend verändern.

Die Emotionsfamilie

»Schließlich sind Gefühle auch in dem Sinn rational, dass sie uns mit den Wünschen und Freuden ausstatten, auf denen alles menschliche Tun beruht. Ohne sie wären wir Computer und nichts weiter.«

E. O. Wilson[1]

Gefühle und Stimmungen durchdringen unser Leben. Ohne sie lässt sich das menschliche Verhalten nicht verstehen. Was sind Emotionen, welche gibt es und warum erleben wir sie? Was haben sie mit Essen zu tun?

Ein Mietshaus in der Stadt, ein schmuckloses Gebäude aus der Nachkriegszeit. Es ist ein Sommerabend, die Hitze des Tages steckt noch im Asphalt. Im Treppenhaus, wo es etwas kühler ist, steigt eine zierliche Frau mit kurzem, schwarzem Haar zum vierten Stock hinauf, Marie, zweiundfünfzig, Bankangestellte. Oben angekommen, öffnet sie die Wohnungstür und bleibt in der Diele stehen. Sie lauscht. Alles ist still. Vorsichtig legt sie den Schlüsselbund auf den Garderobentisch, geht in die Küche und stellt die Einkaufstasche ab. Müde sinkt sie auf den Stuhl und vergräbt das Gesicht in den Händen. In dieser Wohnung kann sie nicht sein, ohne an ihn zu denken. Im Kleiderschrank hängen noch seine Hemden, im Badezimmer liegt sein Rasierapparat, auf dem Schreibtisch sein Terminkalender. Sein Tod liegt mehr als ein Jahr zurück, und noch immer legt sich beklemmende Traurigkeit wie ein

Schleier auf ihre Seele, sobald sie die Wohnung betritt, in der sie so lange zusammenlebten.

Lebensereignisse wie der Verlust des Partners lösen immer intensive Gefühle aus. Dies können auch sein: prägende Kindheitserfahrungen und die Krisen der Pubertät, Prüfungen in der Schule und im Studium, der Stress im Beruf, Heirat und Geburt der Kinder, Krankheit und eben der Tod. Das Leben ist eine lange Reihe emotionsauslösender Ereignisse.

Selbst der Alltag ist durchsetzt von Situationen, auf die wir mit Gefühlen reagieren: der Strafzettel an der Windschutzscheibe, das Warten auf das Ergebnis der Vorsorgeuntersuchung, das Lächeln eines Fußgängers im Vorübergehen, der strahlend blaue Himmel über der Stadt. Wir erleben täglich wenigstens eine intensive Emotion und noch viel häufiger flüchtige, kaum spürbare Gefühle.[2] Die Bedeutung der Gefühle für unser Denken und Handeln lässt sich kaum überschätzen.

Und doch schreckten ausgerechnet Psychologen davor zurück, sie zu untersuchen. Noch in den 1950er-Jahren glaubten viele, Gefühle seien einer wissenschaftlichen Untersuchung nicht zugänglich. Einige prophezeiten, man würde das Studium der Gefühle schon bald als Kuriosität belächeln.[3] Das Gegenteil trat ein, die Emotionsforschung blühte auf. Aber in einem behielten die Skeptiker recht: Die Erforschung der Gefühle ist schwierig.

Das zeigte sich schon in den Versuchen, genau zu bestimmen, was Gefühle sind. Sind es vererbte körperliche Reaktionen? Neuronale Programme? Peripher-physiologische Erregungsmuster? Oder einfach nur Lust- und Unlustempfindungen? Die Forscher waren sich nicht einig, jeder hatte eine eigene Definition, und so manches klang hilflos: »Wir definieren Gefühle als organische Reaktionsmuster, …obwohl niemand weiß, wie emotionale von nicht-emotionalen Mustern zu unterscheiden wären …«[4]

Was sind Emotionen?

Es ist eigenartig. Erfasst uns ein Gefühl, sind wir uns dessen auch gewiss. Wir fühlen uns leicht und gelöst, wenn wir uns freuen. Wir bemerken die feuchten Hände, wenn uns Angst erfasst, das pochende Herz, die angespannten Muskeln. Wir spüren die Hitze im Gesicht, wenn wir vor Scham erröten. Subjektiv sind Gefühle einfach da, objektiv sind sie schwer zu fassen. Oft sind sie sichtbar, vor allem in der Mimik und in körperlichen Reaktionen, aber wir können sie auch erleben, ohne die geringste Regung zu zeigen. Es macht uns so viel Schwierigkeiten, die Emotionen korrekt zu erfassen, weil es kein einzelnes, objektives Zeichen einer Emotion gibt. Wie soll man ein Gefühl messen? Die Wissenschaft löst das Problem, indem sie das Gefühlsgeschehen auf mehreren Ebenen beobachtet: Erleben, Verhalten und körperliche Reaktionen.

Der beste Zugang zum Erleben ist die Befragung. Da die Sprache über eine Unmenge von Wörtern zur Gefühlsbeschreibung verfügt, werden dabei meistens vorgegebene Emotionsbegriffe verwendet. Man kann zum Beispiel die wichtigsten Emotionen in einem Kreis anordnen.

Die Befragten entscheiden, welcher der Begriffe ihrem augenblicklichen Gefühlszustand am ehesten entspricht, und stufen dann die Stärke dieses Gefühls ein. Je stärker es erlebt wird, desto größer ist der gewählte Punkt innerhalb des Kreises.

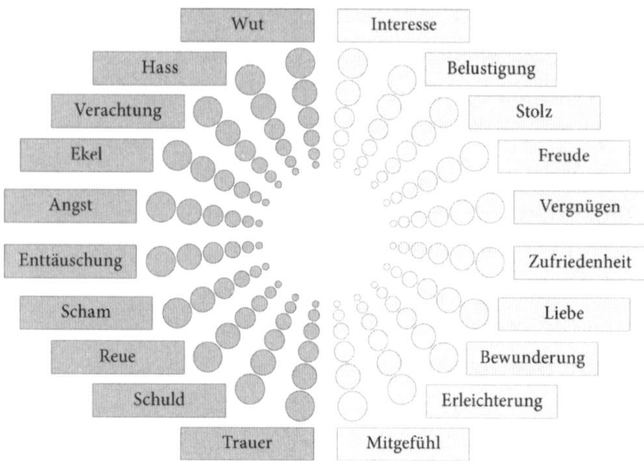

Abbildung 7: Die Emotionsfamilie ist groß. Der Emotionskreis zeigt die wichtigsten positiven und negativen Emotionen (nach Scherer et al., 2013).

Aber die Befragungsmethode hat auch Nachteile. Sie ist nicht täuschungssicher und lässt sich bei Kleinkindern und Personen mit eingeschränktem Sprachvermögen nicht anwenden. Emotionsforscher erfassen daher auch die körperliche Aktivität bei emotionaler Erregung: im Gehirn, im Herz-Kreislauf- und Hormon-System, in der Muskulatur oder auf der Haut. Sie beobachten den Gefühlsausdruck, die Mimik und Gestik, den Klang der Stimme.[5] Die Messung des Gefühlsgeschehens auf mehreren Ebenen gleichzeitig lässt den momentanen Gefühlszustand einer Person am besten erkennen. Auf diese Weise lässt sich die Schwierigkeit überwinden, die jede Einordnung von Gefühlen nun einmal mit sich bringt.

Das Problem der Emotionsdefinition lösten die Forscher ganz ähnlich wie das der Emotionsmessung. Sie definierten Emotionen als Reaktionsmuster, die sich aus mehreren Komponenten zusammensetzen: eine unverwechselbare Veränderung des Erlebens, körperliche Reaktionen, Veränderungen der Wahrnehmung, des Denkens und des Verhaltens. Denn es ist eine Besonderheit der Emotionen, dass sie den ganzen Menschen erfassen: sein Erleben, seinen Körper, seine Mimik, seine Gestik und seine Handlungsbereitschaft.

Gefühle bringen die einzelnen Systeme in einen Gleichklang. Bei Angst fühlen wir uns wie gelähmt, Puls und Blutdruck steigen, unsere ganze Aufmerksamkeit ist auf die Bedrohung gerichtet – auf die Schlange, die Prüfung, den öffentlichen Auftritt – und gleichzeitig ist unsere Handlungsbereitschaft erhöht, um die Bedrohung zu bewältigen.

Warum erleben wir Emotionen?

Emotionen drängen sich in unser Leben, ob wir wollen oder nicht. Sie sind oft so gewaltig, dass wir kaum damit zurechtkommen. Ich darf Ihnen eine solche emotionale Situation beschreiben: In der Dachwohnung unseres Mietshauses liegt Fabrizio auf dem Sofa, ein etwas korpulenter Mann Anfang zwanzig. Das Fernsehgerät flimmert, aber er sieht und hört nicht, was um ihn herum geschieht. Er ist mit der Beobachtung seines Herzschlages beschäftigt. Jede Beschleunigung, jede Unregelmäßigkeit versetzt ihn in Angst. Und diese Angst lässt sein Herz noch schneller schlagen. Seit Monaten beherrscht die Angst sein Leben: Angst vor der Abschlussprüfung, Angst, zu versagen, Angst vor dem Herzanfall. Aber warum sucht ihn diese Angst heim, wo er doch kerngesund ist? Warum wird

Marie noch lange nach dem Tod ihres Mannes von dieser Traurigkeit bedrückt? Warum hat uns die Natur mit Gefühlen ausgestattet?

In der abendländischen Denktradition wurden Gefühle lange als Leidenschaften betrachtet, die einem guten, vernunftgeleiteten Leben im Wege stehen. Für Augustinus waren sie Folgen des Sündenfalls, für Spinoza Ursache der menschlichen Unfreiheit. Stolz, Neid und Zorn wurden zu den sieben Todsünden gezählt. Erst unter dem Einfluss von Darwins Evolutionstheorie setzte sich die Auffassung durch, dass unsere Gefühle tatsächlich eine lebenserhaltende Funktion besitzen.

Emotionen entstehen, sobald wir ein Ereignis als bedeutsam für unser Wohlergehen einschätzen. Erscheint es uns bedrohlich, erleben wir negative Gefühle, erscheint es nützlich, durchfluten uns positive Gefühle. Dabei ist mit »Ereignis« übrigens nicht nur ein äußeres Geschehen gemeint. Auch innere Vorgänge wie Gedanken, Vorstellungen und Erinnerungen lösen Emotionen aus. Mit jedem Gedanken an ihren verstorbenen Mann überkam Marie wieder diese Traurigkeit. Fabrizios Angst wurde durch die Vorstellung ausgelöst, er würde wie sein Vater früh an einem Herzinfarkt sterben. Gefühle können lange nachwirken, sie können extrem sein und uns belasten.

Tatsächlich aber helfen Emotionen uns, in einer komplexen Welt zurechtzukommen. Sie schärfen die Wahrnehmung, erhöhen die Handlungsbereitschaft, und sie signalisieren anderen, wie es uns geht. Traurigkeit unterstützt uns dabei, Verluste zu verarbeiten. Angst versetzt uns in die Lage, mit Bedrohungen umzugehen. Ärger hilft, Interessen durchzusetzen. Freude fördert die Entwicklung von Fertigkeiten und sozialen Bindungen.[6] Emotionen sorgen so für eine Umschaltung des Organismus, die ihm hilft, auf Anforderungen zu reagieren. Da diese Anforderungen vielfältig sind, sind es auch die Emotionen.

Welche Gefühle gibt es?

Die Emotionsfamilie ist groß, sie setzt sich aus vollkommen unterschiedlichen Charakteren zusammen. Einige sind so unscheinbar, dass wir sie kaum bemerken, andere so intensiv, dass sie für immer im Gedächtnis bleiben. Einige erscheinen nur einen Augenblick, andere begleiten uns über Stunden, Tage und Monate. Emotionen sind angenehm oder unangenehm, belastend oder befreiend, diffus oder prägnant. Um etwas Ordnung in diese Vielfalt zu bringen, teilt man sie in drei Gruppen ein.

Die erste Gruppe umfasst die grundlegenden Gefühle, vor allem Angst, Ärger, Traurigkeit und Freude. Sie werden von allen Menschen erlebt und lassen sich in ihren Grundmerkmalen auch bei Tieren beobachten. Man bezeichnet sie auch als Basisemotionen oder Primärgefühle. Jede dieser Emotionen wird durch typische Ereignisse ausgelöst. Traurigkeit ist die Reaktion auf einen Verlust. Angst entsteht, wenn wir uns bedroht fühlen. Freude wird durch angenehme Ereignisse ausgelöst, Ärger, wenn uns andere unfreundlich oder ungerecht behandeln.

Und jede dieser Emotionen ist durch ein charakteristisches Reaktionsmuster gekennzeichnet. Traurigkeit lenkt die Aufmerksamkeit nach innen und setzt die Handlungsbereitschaft herab. Freude steigert dagegen das Interesse an der Außenwelt. Angst und Ärger treiben uns zum Handeln und erzeugen eine starke körperliche Erregung:

der Blutdruck steigt, das Herz schlägt schneller, die Muskeln spannen sich an.

Neben Angst, Traurigkeit, Ärger und Freude gibt es noch einige andere grundlegende Emotionen. Sie haben oft mit anderen Menschen zu tun. Wir erleben Neid, wenn wir glauben, dass eine andere Person etwas besitzt, das eigentlich uns zusteht; Eifersucht, wenn wir denken, dass sich die Zuneigung eines geliebten Menschen nicht mehr auf uns, sondern auf andere richtet; Schuld, wenn wir glauben, wir hätten moralische Grundsätze verletzt; Scham, wenn wir uns bloßgestellt fühlen. Und schließlich wird zu den Basisemotionen auch eine nahrungsbezogene Emotion gezählt: der Ekel. Auch diese Emotion, so unangenehm sie ist, erfüllt eine lebenswichtige Funktion.

Warum wir uns ekeln

Wir sehen Schimmel auf dem Joghurt, eine tote Fliege in der Suppe, geronnene Milch im Kaffee, und Widerwillen regt sich. Wir essen das Joghurt und die Suppe nicht, schieben den Kaffee zur Seite. Ekel wird durch alles ausgelöst, was schaden könnte, sobald es in den Körper gelangt: verdorbene Nahrung, Speichel, Erbrochenes, Urin, Kot und andere Ausscheidungen, auch Verletzungen und Krankheit, Spinnen, Schlangen und Kakerlaken.

Der Ursprung des Ekels liegt weit zurück. Füttert man Seeanemonen, die in der Evolution schon vor fünfhundert Millionen Jahren auftauchten, mit einer bitteren Substanz, stülpen sie ihren Magen nach außen. Sie zeigen eine Abwehrreaktion, die an das Erbrechen erinnert, die letzte Möglichkeit, den Körper vor gefährlichen Stoffen zu schützen. Beim Menschen wird Ekel allerdings nicht nur durch Stoffliches ausgelöst.

In einer Dokumentation über einen Heiratsschwindler schilderte eine der betrogenen Frauen, wie sie allmählich begriff, dass der Mann, der vorgab, sie zu lieben, sich an ihren Ersparnissen bereicherte. Das Gespräch wurde Monate nach der Trennung aufgezeichnet, und ihrer Enttäuschung war Ernüchterung gefolgt. »Wenn ich daran denke, dass ich mit ihm in diesem Bett geschlafen habe«, sagte sie, »wird mir übel.« Sie machte eine Geste, die ihre Übelkeit unterstrich, verzog den Mund und wandte angewidert das Gesicht ab, als wäre die Zunge mit einem bitteren Geschmack belegt.

An den mimischen Reaktionen ist zu erkennen, dass der soziale und der moralische Ekel denselben Ursprung haben wie andere Formen des Ekels. In einem Experiment kosteten die Versuchspersonen unangenehm bittere, salzige und saure Geschmacksproben, betrachteten Bilder mit Insekten, Verletzungen und Kot und wurden in einem Spiel mit unfairem Verhalten ihrer Mitspieler konfrontiert. Währenddessen erfasste man mit Elektroden auch die geringsten, gar nicht sichtbaren Reaktionen ihrer Gesichtsmuskeln. So verschieden die Reize waren, sie versetzten ein und denselben Muskel in erhöhte Spannung: jenen Muskel, der sich, ausgehend von Oberkiefer und Jochbein, bis zum Mund erstreckt und das Anheben der Oberlippe und Rümpfen der Nase bewirkt, die für Ekel typische Reaktion.[7] Wir reagieren nicht nur auf verdorbene Nahrung mit körperlicher Abwehr, sondern auch auf unmoralisches Verhalten. Wir rümpfen die Nase, verziehen den Mund, strecken die Zunge heraus, spucken aus. All diese Reaktionen erzeugen Distanz. Der Ekel hat eine ungemein wichtige Funktion. Er verhindert das Eindringen von Giften und Krankheitserregern in den Körper und auch in die Seele.

Stimmungen und Erlebnistönungen

Morgens beim Aufstehen, noch halb im Schlaf, bedrückt mich manchmal ein Gemisch aus Müdigkeit und Unbehagen; vielleicht ist es der Nachklang eines schlechten Traumes, der meinem Gedächtnis schon entglitten ist. Ich ziehe den Vorhang zurück, blicke in den Morgenhimmel, und meine Stimmung hellt sich auf. Gefühlsschwankungen wie diese sind in ihren Ursachen oft nicht so gut zu erkennen und voneinander abzugrenzen wie die großen Gefühle, sie sind diffuser und weniger greifbar. Aber auch sie sind angenehm oder unangenehm und mehr oder weniger aktivierend, auch sie beeinflussen unser Denken und Tun.

Stimmungen sind Signalsysteme, die uns über die Reserven des Organismus informieren. Deshalb können sie auch ohne äußere Ursache auftauchen. Sie wirken aus dem Hintergrund, sie lassen uns erahnen, wie es um uns gerade bestellt ist. Im Vorfeld einer Erkältung, wenn der Körper schon angegriffen ist, Krankheitssymptome aber noch nicht erkennbar sind, wird oft ein Gefühl der Müdigkeit und Schwäche spürbar und eine gedrückte Stimmung. Diese Gefühlsschwankungen kündigen die Krankheit an. Wahrscheinlich hatte der Arzt und Naturforscher Carl Gustav Carus gerade sie im Sinn, als er von den Gefühlen als den »wunderbaren Mitteilungen des Unbewussten an das Bewusste« sprach.[8]

Noch weniger zu fassen ist eine dritte Gruppe von Gefühlszuständen: Erlebnistönungen treten so beiläufig auf, dass wir sie manchmal gar nicht bemerken. Wenn wir in eine Landschaft oder ein Gesicht blicken, wenn wir ein Musikstück oder eine Stimme hören, entstehen nicht nur Sinneseindrücke, wir registrieren nicht nur Farben, Konturen oder Klänge. Die Landschaft gibt uns ein Gefühl von Weite, die Musik macht uns heiter oder melancholisch, das Gesicht wirkt sympathisch, und jede dieser emotionalen Tönungen hilft, das Wahrgenommene in seiner Bedeutung einzuordnen. Wahrnehmungen und Gedanken werden beinahe immer von gefühlsmäßigen Erlebnistönungen begleitet.

Die Emotionsfamilie ist groß und weit verzweigt. Angst, Ärger, Traurigkeit und Freude gehören zu ihr ebenso wie Stimmungen und Erlebnistönungen. Aber ganz gleich, ob wir kleine oder große Gefühle erleben, sie tauchen immer dann auf, wenn in unserer Umgebung oder in uns selbst etwas geschieht, was wir als bedeutsam für unser Wohlergehen bewerten: ein Lebensereignis wie den Verlust des Partners oder ein Alltagsgeschehen wie den kläffenden Hund des Nachbarn.

Emotionen lenken unser Denken und Handeln, damit wir die Anforderungen des Lebens besser bewältigen können. Angst hilft, mit Gefahren zurechtzukommen, Ärger dient dazu, Interessen durchzusetzen, Traurigkeit fördert die Regeneration. Stimmungen signalisieren, wie es um unsere Reserven steht. Erlebnistönungen helfen, Sinneseindrücke einzuordnen. All diese Gefühlszustände haben einen Zweck, und sie alle können das Essverhalten verändern.

Die Wege der Gefühle zum Essen

»Besser ein Gericht Kraut mit Liebe
als ein gemästeter Ochse mit Hass.«

Sprüche, 15, 17[1]

Gefühle wie Traurigkeit, Ärger oder Angst und Stimmungsschwankungen verändern das Essverhalten: Sie hemmen oder fördern den Appetit, steigern oder vermindern die Nahrungsmenge, beschleunigen oder verlangsamen die Essgeschwindigkeit, steigern oder hemmen die Lust am Essen. Wie kommt es zu diesen Veränderungen?

Als Marie beschloss, trotz der Traurigkeit den Abend zu genießen, wusste sie nicht, wie seltsam sich dieses Abendessen entwickeln würde. Sie suchte alles zusammen – Tomaten, Basilikum, Oliven, Käse, Brot und Rotwein – und trug es auf den Balkon, in die milde Luft des Sommerabends, atmete tief ein und blickte über die Stadt. Wieder tauchten Erinnerungen auf, und wieder kamen ihr die Tränen. Trotzig schob sie ein Stück Tomate in den Mund – es fühlte sich kalt an. Sie biss vom Weißbrot ab – es war nur trocken. Sie trank vom Wein – der schmeckte nach nichts. »Jetzt habe ich auch noch meinen Geschmackssinn verloren!«, fuhr es ihr durch den Kopf.

In einem Laborexperiment konnten wir ein ähnliches Phänomen beobachten. Wir versetzten die Probanden mit einem kurzen Filmausschnitt in traurige Stimmung und gaben ihnen ein Stückchen Schokolade zu essen. Die traurige Stimmung verminderte den Wohlgeschmack und die Lust zu essen. Als wir mit einem anderen Filmausschnitt heitere Stimmung auslösten, schmeckte die Schokolade besser. Jetzt wollten die Probanden mehr davon. Diese Veränderung der Essgefühle lässt sich mit den Wirkungen von Traurigkeit beziehungsweise Freude auf das Erleben und Verhalten erklären. Freude vergrößert die Kapazität zur Aufnahme und Verarbeitung äußerer Reize, sie öffnet die Sinne. Wer sich freut, »will die Welt umarmen« – und findet umso mehr Freude am Essen. Traurigkeit vermindert das Interesse an der Außenwelt, sie wendet die Aufmerksamkeit nach innen. Daher auch die typische Haltung bei Traurigkeit, der hängende Kopf, der gebeugte Oberkörper, die Tränen, der nach unten gerichtete Blick. Wer traurig ist, wendet sich von der Welt ab und verliert so auch das Interesse am Essen. Der Verlust des Wohlgeschmacks, den Marie erlebte, war eine Begleiterscheinung ihrer Traurigkeit.[2] Unwillkürlich brachte sie die Empfindungen des Essens mit dem gerade erlebten Gefühl in Einklang.

Was aber wäre geschehen, wenn ihre Traurigkeit noch intensiver gewesen wäre? Wie verändert sich das Essverhalten, wenn wir Emotionen von hoher Intensität erleben?

Wie intensive Gefühle den Appetit verändern

Stellen Sie sich vor, Sie werden in ein Untersuchungszimmer geführt und gebeten, auf einem Stuhl Platz zu nehmen. Sie warten einige Minuten, blicken zum Fenster hinaus und hängen ihren Gedanken nach. Dann taucht ein freundlicher Herr in weißem Kittel auf und stellt sich als Leiter des Forschungsprojektes vor. Er erklärt die Studie, an der Sie teilnehmen. Es ginge um die Frage, ob Schmerzreize die Geschmackswahrnehmung verändern: Sie sollen Kekse geschmacklich einstufen, während ihre Haut elektrisch gereizt wird. Man bringt einen Teller mit Keksen herein, und der Herr im weißen Kittel bittet Sie, Schuhe und Strümpfe auszuziehen. Dann klebt er Elektroden auf ihre Fußgelenke und sagt: »Ich fürchte, die Schocks werden schmerzhaft sein. Sie müssen eine hohe Spannung haben, um eine Wirkung auf Ihre Geschmackswahrnehmung zu entfalten. Aber natürlich werden sie keinen bleibenden Schaden anrichten.«

In diesem Moment erleben Sie wahrscheinlich ein unangenehmes Gefühl. Ihre Muskeln spannen sich an, Ihr Herz klopft, die Hände werden feucht. Vielleicht würden Sie am liebsten aufspringen und den Raum verlassen. Wahrscheinlich haben Sie Angst.

Der Versuchsleiter sagt weiter: »Um die Wirkung der Reizung richtig abzuschätzen, ist es zunächst notwendig zu prüfen, wie die Kekse ohne elektrische Reizung schmecken. Essen Sie davon, soviel sie wollen.«

Dieses Experiment hat sich der Sozialpsychologe Stanley Schachter ausgedacht. Was er bezweckte? Er war eigentlich an der Wirkung der Schmerzreize selbst, anders als zuvor behauptet, gar nicht interessiert und beendete die Untersuchung, bevor sie verabreicht wurden. So konnte er herausfinden, ob Angst das Essverhalten verändert. Das Ergebnis: Bei Angst wurden weniger Kekse gegessen.[3]

Intensive Angst unterdrückt die Essbereitschaft, weil sie Reaktionen auslöst, die mit dem Essen nicht vereinbar sind. Angst beschleunigt den Herzschlag, verengt die

Blutgefäße und vermindert die Darmbewegungen. Sie lenkt die Aufmerksamkeit auf die Bedrohung, alles andere wird ausgeblendet, auch das Essen. Als Fabrizio gelähmt vor Angst auf dem Sofa lag, rührte er die Schokolade, die in Reichweite auf dem Tisch lag, nicht an. Er hatte nichts anderes als seine Angst im Sinn.

Auch andere Emotionen sind dazu geeignet, das Essen in den Hintergrund zu drängen, wenn sie eine hohe Intensität erreichen, das ist sogar bei Freude der Fall. Verliebte haben »Schmetterlinge im Bauch«, hungrig sind sie nicht. Diese Hemmung der Nahrungsaufnahme ist eine natürliche Folge intensiver Gefühle und lässt sich deshalb auch bei Tieren beobachten.[4] Allerdings können unter bestimmten Bedingungen intensive Emotionen die Nahrungsaufnahme auch steigern.

Wie Diäten scheitern

Werfen wir nochmals einen Blick in das Mietshaus. Im dritten Stock steht Patrizia vor dem Spiegel, eine zwanzigjährige Studentin, und trägt Wimperntusche auf. Sie ist zu einer Geburtstagsfeier eingeladen und freut sich auf den Abend. Im Hinausgehen legt sie die Handtasche über die Schulter und zieht die Jacke zurecht. Sie ist gut gelaunt, und der Klang ihrer Schritte im Treppenhaus kommt ihr wie Musik vor. In den zurückliegenden Wochen hat sie nur wenig gegessen, möglichst nur Obst und Gemüse. Sie hat abgenommen, das Kleid sitzt wie angegossen.

In der modernen Gesellschaft gehören Diäten zum Alltag. Etwa zwei Drittel der Frauen und fünfzig Prozent der Männer haben Diäterfahrungen, haben die Nahrungsaufnahme schon einmal verringert, um abzunehmen oder schlank zu bleiben, haben einige Wochen möglichst wenig Kohlenhydrate gegessen, sich auf Nahrungsmittel beschränkt, die es schon in der Steinzeit gab, sich ausschließlich von Shakes oder Kohlsuppe ernährt oder einfach nur gefastet.

Diäten gibt es viele, und auf sie wird auch schon früh im Leben zurückgegriffen. In einer repräsentativen Studie an Jugendlichen im Rhein-Neckar-Gebiet fühlte sich etwa jedes zweites Mädchen zu dick und hatte sich schon an einer Diät versucht, um abzunehmen. Unter den übergewichtigen Mädchen war dies bei fast allen der Fall. Nur eine kleine Minderheit der Befragten war mit dem eigenen Aussehen zufrieden.[5]

Dabei sind Diäten alles andere als wirksam. Die Mehrheit der Teilnehmer an Abnehmprogrammen kehrt nach zwei oder mehr Jahren zum eigenen Ausgangsgewicht zurück oder überschreitet es: Kurzfristige Abnahme und langfristige Zunahme sind die häufigsten Wirkungen von Diäten. Einige Kilo lassen sich, wie in Patrizias Fall, abnehmen; eine größere und anhaltende Gewichtsabnahme wird selten erreicht.

Darin liegt vielleicht auch einer der Gründe für die Häufigkeit von Diäten. Man versucht sich wiederholt daran, immer in der Hoffnung, es doch noch zu schaffen. Das Prinzip des Scheiterns ist auch die Geschäftsgrundlage der Diätindustrie, deren Umsatz für das Jahr 2014 auf etwa hundertfünfzig Milliarden Dollar beziffert wird.[6]

Warum aber sind Diäten in ihrer Wirkung so begrenzt? Vermutlich lösen sie körperliche und psychische Reaktionen aus, die uns unwiderstehlich zum Ausgangsgewicht zurückdrängen.

Aber das eigentliche Problem des Diätverhaltens liegt nicht in ihrer begrenzten Wirksamkeit. Die Gefahr liegt darin, dass sie die Entwicklung von Essstörungen fördern können.

Folgen wir Patrizia weiter auf ihr Fest: Auf der Feier begegnet sie einem Mann, der ihr sympathisch ist. Sie ist aufgeregt, und ihr Blick wandert über das Buffet. Und dann kommt er mit gefülltem Teller auf sie zu. Ob sie probieren möchte? Sie isst ein wenig und spürt, dass sie weiteressen muss, sie kann es nicht bei einer Portion belassen. Ihre Diätvorsätze sind dahin. Die Aufregung und das gute Essen haben den über Wochen angestauten Hunger entfacht. Als sie nach dem Essen bemerkt, dass ihr Bauch nun viel zu dick ist, geht sie auf die Toilette und erbricht sich.

Das emotionsbedingte Scheitern von Diäten wurde in den 1970er-Jahren von Peter Herman und Janet Polivy in einer klassischen Untersuchung demonstriert. Den Teilnehmerinnen erklärten sie – wie in dem beschriebenen Experiment von Schachter –, die Studie untersuche, ob eine schmerzhafte Erregung des Tastsinns die Geschmackswahrnehmung beeinflusst. Und wieder reagierten die Frauen in Erwartung der Schmerzreize mit Angst. Dann wurden drei Schüsseln mit Eiscreme in den Raum gebracht – Erdbeere, Vanille und Schokolade. Der Versuchsleiter sagte: »Sie können essen, so viel Sie wollen, um sich ein Geschmacksurteil zu bilden.«

Wie die Teilnehmer an der Schachter-Studie aßen viele der verängstigten Frauen weniger, andere reagierten jedoch mit einer Steigerung der Nahrungsaufnahme – was zunächst paradox erschien. Doch der Anstieg der Nahrungsmenge bei Angst hatte mit einem Verhaltensmuster zu tun, das Herman und Polivy als »gezügeltes Essverhalten« bezeichneten. Was das ist?

Gezügelte Esserinnen zählen Kalorien und versuchen, selbst wenn sie hungrig sind, so wenig wie möglich zu essen. Sie schränken sich ein, um schlank zu bleiben. Aber unterschwellig arbeitet der Hunger weiter – und schlägt bei emotionaler Erregung durch. Dann tun sie genau das, was sie sonst vermeiden: sie essen. Die emotionale Erregung untergräbt ihre Vorsätze und enthemmt die Zügelung des Essverhaltens.

Dieser Enthemmungseffekt kann auch durch andere Emotionen ausgelöst werden: Im Falle Patrizias trat er bei Freude auf. Es ist wie gesagt ein paradoxer Effekt: Wer sein Essverhalten zügelt, verliert unter dem Einfluss von Emotionen erst recht die Kontrolle, und zwar umso mehr, je strenger er das Essverhalten zuvor kontrolliert hat.[7] Das Scheitern der Diät steigert die Angst vor einer Gewichtszunahme. Deshalb versuchen viele Frauen der Angst entgegenzuwirken, indem sie sich gleich nach einem Rückfall erbrechen, und geraten in eine Essstörung.

Fünf Wege, wie Gefühle das Essverhalten verändern

Wir kennen jetzt die wichtigsten Wege, wie Emotionen das Essverhalten verändern. Der erste führt über die Nahrung selbst: Nahrung löst Gefühlsreaktionen aus, die das Essverhalten steuern. Wohlgeschmack steigert die Nahrungsaufnahme, Widerwille hemmt sie.

Aber auch Emotionen wie Freude und Traurigkeit wirken sich auf das Essverhalten aus. Sind sie nicht allzu in-

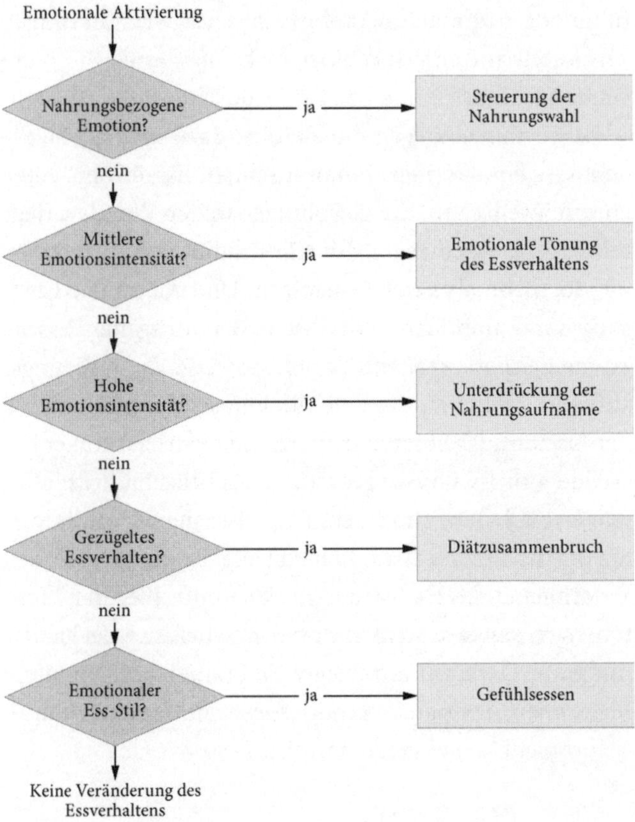

Abbildung 8: Emotionen verändern das Essverhalten auf verschiedenen Wegen (nach Macht, 2008).

tensiv, geben sie den Essempfindungen eine charakteristische emotionale Tönung. Traurigkeit vermindert den Appetit, wenn wir uns hingegen freuen, haben wir auch mehr Freude am Essen – der zweite Weg der Gefühle zum Essen.

Der dritte Weg tut sich auf, wenn sehr intensive Emotionen auftreten. Sie unterdrücken die Nahrungsaufnahme – eine Reaktion, die daher rührt, dass solch intensive Gefühle mit körperlichen und psychischen Veränderungen verknüpft sind, die mit einer Nahrungsaufnahme nicht vereinbar sind.

Regen uns hingegen die Gefühle dazu an, übermäßig zu essen, hat das meist mit bestimmten Essgewohnheiten zu tun. Menschen, die gewohnheitsmäßig ihr Essverhalten zügeln, essen unter der Einwirkung von Emotionen oft viel mehr, als sie beabsichtigen. Und das ist der vierte Weg der Emotionen zum Essen: Bei gezügelten Essern können Emotionen also paradoxerweise die Nahrungsaufnahme steigern, weil sie die bewusste Beschränkung der Nahrungsaufnahme enthemmen.

Und schließlich essen wir auch, um belastende Emotionen erträglicher zu machen. Essen ist eine der wirksamsten und häufigsten Strategien im Umgang mit belastenden Emotionen.[8] Dieses Essmuster, der fünfte Weg der Emotionen zum Essen, wird uns noch beschäftigen. Es hat damit zu tun, wie wir auf unsere Emotionen reagieren: ein Phänomen, das man als Emotionsregulation bezeichnet.

Über den Umgang mit Emotionen

Emotionsforscher behaupten, Gefühle seien lebenswichtig, weil sie uns die Anpassung an schwierige Situationen erleichtern. Warum aber drängen sie uns dann zu Handlungen, die wir später zutiefst bereuen?

An einem Sonntag im August fuhr eine fünfundvierzigjährige Frau die Uferstraße eines malerisch gelegenen Sees in den bayerischen Alpen entlang und suchte nach einer Gelegenheit zum Baden. Auf dem Rücksitz saßen ihre Tochter und ihr Sohn, zwölf und sechs Jahre alt.

Rechts am Straßenrand parkte ein Auto mit geöffneter Tür. Dort hob ein älteres Ehepaar einen Hund auf den Rücksitz. Die Frau fuhr auf das parkende Auto zu und hielt kurz an, da ein Fahrradfahrer entgegenkam. Als dieser vorüberfuhr, hörte sie ein dumpfes Geräusch, wendete sich um und sah, dass der Außenspiegel abgebrochen war.

Die ältere Dame sagte zu ihr: »Der hat mit ausgestrecktem Fuß gegen den Spiegel getreten und ist einfach weitergerast.«

Der Mann fügte hinzu: »Ich würde dem nachfahren, den kriegen Sie noch.«

Die Frau am Steuer steckte in großen Schwierigkeiten. Sie war seit Längerem arbeitslos und in ein langwieriges Scheidungsverfahren verstrickt. In jenem Augenblick wurde sie von einem Gefühl gepackt, das die Idylle des sonnigen Tages in einen Albtraum verwandeln sollte. Sie wendete und verfolgte den Radfahrer. Als sie ihn endlich eingeholt hatte, drückte sie aufs Gas und überrollte ihn. Er überlebte schwer verletzt. Ein Halswirbel, sieben Rippen, der rechte Oberarm und die rechte Hüfte waren gebrochen. Die Frau stieg aus, beugte sich über den Mann, nahm seinen blutenden Kopf in die Hände und sagte: »Warum hast du das gemacht?«

Später fragte man, warum sie so gehandelt hatte. Vor Gericht beteuerte sie: »Ich wollte das in keiner Weise. Es tut mir furchtbar leid.« Sie wurde zu einer Haftstrafe von fünf Jahren und drei Monaten verurteilt.[9]

Wie ist ihre Reaktion zu erklären? Hatte der chronische Stress infolge von Arbeitslosigkeit und Scheidung ihren Ärger über den Radfahrer in eine blinde Wut gesteigert, der sie nichts entgegensetzen konnte?

Intensive negative Emotionen sind schwer auszuhalten.

Ängste können so lähmend sein, dass man nicht mehr aus dem Haus geht. Traurigkeit kann sich in eine Depression verwandeln, Ärger in rasenden Zorn. Die Destruktivität liegt jedoch weniger in den Emotionen selbst als in den oft ungelenken Versuchen, sie zu bewältigen, oder in den Bewertungen, die ihnen vorausgehen. Die Wut der autofahrenden Mutter hatte sich wahrscheinlich so sehr gesteigert, weil sie das Verhalten des Radfahrers in jenem Augenblick als Höhepunkt einer langen Reihe existenziell bedrohlicher Erniedrigungen erlebte.

Wie kann man mit belastenden Emotionen umgehen? Die Strategien der Emotionsregulation sind mindestens so vielfältig wie die Emotionen selbst. Etwas vereinfacht lassen sie sich in drei Gruppen einteilen.[10]

Einige Strategien setzen schon früh im Prozess der Entstehung der Gefühle an. Sie zielen auf die Veränderung der emotionsauslösenden Ereignisse oder des Problems, das der emotionalen Reaktion vorausgeht. Im einfachsten Fall kann man sich diesen Ereignissen entziehen oder die Probleme vermeiden. Man kann auch versuchen, sie weniger intensiv wahrzunehmen, den Blick abzuwenden, sich die Augen zuzuhalten oder sich auf andere Weise nicht damit zu befassen. Manchmal ist es auch möglich, direkt auf emotionsauslösende Ereignisse einzuwirken, sie vielleicht sogar zu beseitigen, etwa indem wir den Nachbarn bitten, sein Auto nicht immer vor unserem Garagentor zu parken. Wir versuchen, einen Konflikt im Gespräch zu lösen.

Doch in vielen Fällen liegen die emotionsauslösenden Ereignisse außerhalb unserer Kontrolle. Marie hätte den Tod ihres Mannes so wenig verhindern können wie die Autofahrerin die Begegnung mit dem Radfahrer. In solchen Fällen müssen wir unsere Bewältigungsversuche auf die Emotion selbst richten und uns direkt mit ihr auseinandersetzen. Tut man dies, erscheint das gefühlsbelastete Geschehen vielleicht in einem anderen Licht.

Diese Form der Neubewertung ist besonders wirksam im Umgang mit belastenden Emotionen. Wer Angst vor einer Prüfung hat, kann sich zum Beispiel sagen: Die Prüfung ist zwar wichtig, aber mein Leben hängt nicht davon ab. So verliert die Angst ein wenig von ihrer überwältigenden Kraft. Wäre die Autofahrerin in der Lage gewesen, den Vorfall mit dem Außenspiegel zu relativieren, ihn nicht als Katastrophe zu erleben, hätte sie sich wohl anders verhalten.

Die Neubewertung wird als Strategie der Emotionsbewältigung auch in der Psychotherapie angewendet. Zum Beispiel lassen sich depressive Verstimmungen oft überwinden, wenn wir die Sicht auf uns selbst und auf unsere Lebensumstände verändern, wenn wir sie weniger negativ bewerten. Depressive Menschen leiden unter einer fortgesetzten, intensiven Traurigkeit, die oft durch eine negative Sicht der eigenen Person aufrechterhalten wird. Der Prozess der Neubewertung kann hier wirksam helfen, ist aber nicht immer leicht zu erreichen. Marie begriff erst Jahre nach dem Tod ihres Mannes, dass ihr Leben dennoch lebenswert sein konnte.

Einfacher als die Auseinandersetzung mit den Emotionen ist es, sie zu vermeiden. Vermeidungsstrategien bilden die dritte wertvolle Gruppe von möglichen Strategien im Umgang mit Gefühlen. Wie gut und sinnvoll diese Methode ist, konnte der Psychologe James Gross in einem einfallsreichen Experiment demonstrieren. Er zeigte einer Gruppe von Versuchspersonen einen kurzen Film über eine Armamputation und instruierte sie, jeglichen Gefühlsausdruck zu unterdrücken, während die anderen den Film unter einem medizinischen Blickwinkel betrachten, ihn also neu bewerten sollten. Die Neubewertung verminderte das unangenehme Gefühl, aber die Gefühlsunterdrückung verstärkte die körperlichen Reaktionen, die mit der Emotion einhergingen. Aufgrund dieser und anderer Studien vermutete Gross, dass es sogar die Entstehung von Herz-Kreislauf-Erkrankungen begünstigt, wenn wir häufig unsere Gefühle unterdrücken.[11]

Den eigenen Gefühlen fremd

Was geschieht, wenn die Vermeidung belastender Gefühle so extrem ausgeprägt ist, dass die Gefühle ganz verloren gehen, illustriert das folgende Beispiel von einer Frau, Ende vierzig, die seit Jahren infolge eines chirurgischen Eingriffs unter Gesichts- und Kopfschmerzen litt. Detailliert vermochte sie ihren Krankheitsverlauf und ihre körperlichen Beschwerden zu beschreiben, geriet aber ins Stocken, wenn die Rede auf ihre Emotionen kam, wie Gesprächsaufzeichnungen beweisen.

»Können Sie mehr über die Gefühle sagen, die aus diesen medizinischen Problemen resultierten?«, fragte sie der Arzt.

»Ich kann die Dinge wirklich nicht festmachen. Wie ich sagte, ich habe immer – wissen Sie – für mich ist das Leben das, was man trotz der Dinge daraus macht, und ich war nie jemand, der schrecklich emotional darüber wurde, was geschehen ist – ich versuche analytisch damit umzugehen …«

»Was fühlen Sie in diesen Zeiten, abgesehen von den Schmerzen?«

»Nichts.«

»Überhaupt nichts?«

»Nein. Ich bin einfach so schwach, ich bin einfach ausgelaugt … Die Ärzte wussten nicht, was sie tun sollten, deshalb haben sie gar nichts getan. Das ist es, worüber ich wütend bin.«

»Können Sie mir etwas über diese Wut erzählen?«

»Nun, ich fühle einfach, dass ich – äh – dass es eine sinnlose Übung ist zu versuchen, zur Ursache von dem zu kommen, was [in mir] vor sich geht.«

»Wie ist es, sich wütend zu fühlen?«

»Nun, es ist ein Ausdruck, den ich benutze, aber in Wirklichkeit ist es schwierig, es in Worte zu fassen.«

Ärzte und Psychotherapeuten treffen immer wieder auf Patienten, die nicht über ihre Gefühle sprechen oder sie zeigen können. Das Phänomen wurde als »Alexithymie« bezeichnet, was so viel heißt wie das »Fehlen von Worten für Gefühle.« Den Betroffenen fällt es schwer, die eigenen Gefühle zu beschreiben und wahrzunehmen und sie von körperlichen Empfindungen zu unterscheiden. Oft wird in ihren Schilderungen eine Armut an Fantasie und ein handlungsorientiertes Denken erkennbar. Sie sind den Gefühlen manchmal so entfremdet, dass sie überrascht sind, sich weinen oder lachen zu sehen.

Ein Patient sagte: »Ich gehe manchmal ins Kino, da kommen mir die Tränen. Aber sie kommen mir, weil mich das Geschehen nicht betrifft.«

Der Ursprung dieser Entfremdung liegt häufig in traumatischen Erfahrungen. Eine Patientin sagte: »Die einzige menschliche Berührung, die ich in meiner Kindheit hatte, waren Schläge.« Die belastenden Ereignisse haben zur Folge, dass die Gefühle unangenehm werden und geradezu aus dem Bewusstsein gedrängt werden – oder gedrängt werden müssen, um zu überleben. Das Gefühlsgeschehen wird ausgeblendet und zunächst erträglicher, langfristig ist es aber immer schwerer zu fassen. Die Folgen sind Abhängigkeit und körperliche Erkrankungen wie Rheuma, Bluthochdruck und Arthritis, aber auch Essstörungen.[12]

Wie wir mit unseren Gefühlen umgehen, hat erheblichen Einfluss auf unsere Gesundheit. Besonders ungünstig ist es, wenn wir belastenden Emotionen immer wieder ausweichen. Das bedeutet nicht unbedingt, dass wir sie wie alexithyme Menschen ganz aus dem Bewusstsein drängen oder keine Worte mehr dafür finden. Doch es gibt andere Strategien, sich ihnen zu entziehen. Wir können uns zum Beispiel gedanklich davon entfernen und in Tagträumen schwelgen, in denen alles gut ist. Oder wir gehen ins Kino, treiben Sport und konsumieren Alkohol und Drogen. Aktivitäten wie diese machen die belastenden Emotionen erträglicher, das eigentliche Problem bleibt aber ungelöst. Die Emotionen tauchen wieder auf. Außerdem können Vermeidungsstrategien, wenn man sie fortwährend anwendet, selbst zum Problem werden. Das zeigt sich nicht nur beim Konsum von Alkohol und Drogen, sondern auch beim Essen.

Der Besänftigungseffekt des Essens

»... being at peace with the world follows a full belly or an injection of morphine.«

Donald O. Hebb[1]

Eine gute Mahlzeit hebt die Stimmung. Es schmeckt, der Hunger lässt nach, wir fühlen uns wieder zu Hause in der Welt. Wie kommt diese besänftigende Wirkung zustande?

Als er nach Hause kam, öffnete er die Wohnungstür, so leise es ging, denn seine Frau und die Kinder schliefen längst. Er war noch immer unter Druck und hatte nur eines im Kopf: Was gibt's zu essen?

Johannes W., Mitte dreißig, arbeitete in der Geschäftsführung eines Möbelhauses, ein freundlicher Mann mit dunklen, wachen Augen. Die Arbeit war sein Lebenselixier. Morgens, nach fünf Stunden Schlaf, quälte er sich aus dem Bett und brachte sich mit reichlich Kaffee auf Betriebstemperatur. Nach dem Frühstück sprang er in den Wagen und fuhr ins Büro. Seine Tage waren überladen mit Besprechungen, Telefonaten und Meetings bis in die Abendstunden. Nebenbei beantwortete er Dutzende Emails und Briefe. Er war rastlos, immer unter Druck und nahm sich keine Pause. Nur in seltenen Momenten, wenn seine Geschäftigkeit unterbrochen wurde, wenn er auf den Anruf eines Geschäftspartners wartete und zum Fenster hinausblickte oder auf der Fahrt nach Hause, spürte er eine diffuse Unzufriedenheit. Einen Augenblick beschlichen ihn die Zweifel. Er wusste, dass er zu hochtourig fuhr. Er hatte Bluthochdruck, Herzrhythmusstörungen und Rückenschmerzen. Aber er liebte das Adrenalin.

Beim Essen war er extrem wie bei der Arbeit. Tagsüber nahm er nur einen kleinen Imbiss zu sich, einen Schokoriegel oder, in besseren Zeiten, ein belegtes Vollkornbrot und einen Apfel. Lief viel Arbeit auf, aß er nichts. Zu Hause angekommen, überfiel ihn der Heißhunger. Er lag stundenlang auf dem Sofa vor dem Fernseher und sammelte große Nahrungsmengen in sich an: einen halben Laib Brot mit Frischkäse, Leberwurst und Salami oder drei Teller Spaghetti. Manchmal kaufte er sich schon auf der Fahrt nach Hause Döner, Pizza oder Pommes.

Irgendwann nach Mitternacht, am Ende des Fernsehprogramms, richtete er sich mühsam auf und streifte nochmals durch die Küche, um nach Essensresten zu suchen. Manchmal fand er etwas Schokolade und aß sie möglichst ohne Hast, ein letzter Genuss vor dem kurzen Schlaf. Einen Augenblick lang war er glücklich, auch wenn er wusste, dass die übermäßigen Mahlzeiten seiner Gesundheit schadeten. Aber er konnte nicht davon lassen. Kam er nicht auf seine Essensmenge, erlebte er ein Gefühl der Entbehrung. Das nächtliche Essen stillte seinen Hunger und verschaffte ihm Trost und Erleichterung.

Das Schokoladenrätsel

Die wahrscheinlich beliebteste Trostnahrung wird aus den Samen eines kleinen, unscheinbaren Baumes gewonnen, der in Äquatornähe im Schatten des Regenwaldes wächst. Carl von Linné, der im 18. Jahrhundert das Einteilungssystem der Pflanzen und Tiere schuf, taufte die Pflanze »Theobroma«, Nahrung der Götter. Die safrangelben bis roten Früchte wachsen direkt am Stamm und erinnern in ihrem Aussehen an Honigmelonen. Sie enthalten bis zu fünfzig bohnengroße Kerne, die schon die Mayas und Azteken trockneten, rösteten und zu einem dunkelbraunen Pulver verarbeiteten. Mit dem daraus gewonnenen Getränk versuchten sie, die Götter zu besänftigen, salbten ihre Neugeborenen und tranken es auch selbst, vermischt mit Chili, Vanille oder Honig.

Die Einführung des Kakaos in den europäischen Kulturkreis wird auf das Jahr 1544 datiert, als eine Gruppe von Mayas den spanischen König besuchte und ihn mit Kakao beschenkte. Kakao wurde in Europa zunächst für medizinische Zwecke verwendet, zur Behandlung von Verdauungsbeschwerden, Gicht, Rheuma, Zahnschmerzen, Schlafstörungen oder Schwierigkeiten beim Wasserlassen. Zum Vergnügen wurde das Pulver nur gelegentlich mit Milch, Zucker und Gewürzen getrunken.[2]

Das Verfahren zur Herstellung von Schokolade, wie wir sie heute kennen, wurde im 19. Jahrhundert entwickelt. Dabei werden Kakaopulver, Kakaobutter, Zucker und Milch in eigens gebauten Maschinen zu einer homogenen Masse vermischt, eine Prozedur, die in früheren Zeiten zweiundsiebzig und heute bis zu vierundzwanzig Stunden dauert. Der Aufwand lohnt sich. Das Ergebnis ist die wahrscheinlich beliebteste Nahrung überhaupt. Keine löst ein stärkeres Verlangen aus, keine wird so oft gegessen, um die Stimmung aufzuhellen. Die Durchschnittsperson isst eine Tafel Schokolade wöchentlich, starke Schokoladenesser mehrere Tafeln täglich.[3]

Worin liegt ihre Anziehungskraft? Ist es ihr unverwechselbares Aroma, das von den feinen säuerlichen, bitteren und adstringierenden Wirkungen der im Kakao enthaltenen Stoffe herrührt? Ist es das einzigartige Mundgefühl, das sie während des Essens erzeugt, ihre Eigenschaft, im Mund zu schmelzen? Oder fördert sie die Ausschüttung von »Glückshormonen« im Gehirn?

Wirkt Schokolade wie eine Droge?

Kakao enthält nicht nur eine Fülle von Aromastoffen, sondern auch psychoaktive Substanzen: biogene Amine wie Phenylethylamin, Tyramin oder Serotonin, die Aminosäure Tryptophan und Anandamid, ein Stoff, der im Gehirn ähnlich wie Cannabis wirkt, vor allem aber die Psychostimulanzien Koffein und Theobromin. Es ist daher keineswegs abwegig, zu vermuten, dass Schokolade wie eine Droge wirkt.

In einem Laborexperiment ließ man eine Gruppe von Probanden mit Kakao gefüllte Pillen schlucken (die Menge des Kakaos entsprach einer halben Tafel Bitterschokolade). Eine Stunde später erfasste man das emotionale Befinden. Verglichen mit Placebo-Pillen bewirkte der Kakao eine deutliche Stimmungsverbesserung. Nach Einnahme der entsprechenden Menge Koffein und Theobromin trat ein in etwa gleicher Effekt auf.[4]

Ohne Zweifel können die im Kakao enthaltenen Stimulanzien die Stimmung verbessern. Dennoch lässt sich die besänftigende Wirkung von Schokolade so nicht vollständig erklären. Die Konzentration der psychoaktiven Stoffe ist selbst in Schokoladensorten mit hohem Kakaoanteil noch recht niedrig. Man müsste sehr große Mengen von Schokolade essen, um einen vergleichbaren Effekt wie etwa beim Kaffeetrinken zu erreichen. Schon eine Tasse Kaffee enthält etwa so viel Koffein wie dreieinhalb Tafeln Milchschokolade.[5]

Die Theorie, Nahrung wirke wie eine Droge oder ein Psychopharmakon, taucht allerdings noch in einem anderen Zusammenhang auf. Der amerikanische Physiologe Richard Wurtman entdeckte, dass nach kohlenhydratreichen Mahlzeiten eine bestimmte Aminosäure vermehrt ins Gehirn gelangt: Tryptophan, die chemische Vorstufe von Serotonin. Durch die Einnahme von Kohlenhydraten wird im Gehirn mehr Serotonin verfügbar, ein Botenstoff, der für Hunger, Schmerz, Schlaf und nicht zuletzt die Stimmung von Bedeutung ist. Wurtman vermutete, dass Süßigkeiten und andere kohlenhydratreiche Nahrungsmittel so beliebt sind, weil sie den Serotoninspiegel im Gehirn erhöhen und dadurch die Stimmung verbessern.

Seine Theorie wurde sehr populär. Ich erinnere mich an eine Fernsehsendung, in der ein Konditor gefragt wurde, wie er sich die Beliebtheit seiner Süßwaren erkläre. Er sagte, wenn man davon esse, werde das »Glückshormon« Serotonin ausgeschüttet.

Das Problem war jedoch, dass die Serotonin-Hypothese allein auf Tierexperimenten beruhte, und wie so oft ergaben Studien am Menschen weniger eindeutige Befunde. Zwar zeigte ein Experiment, dass eine kohlenhydratreiche

Mahlzeit Stressreaktionen dämpfen kann, doch war dieser Effekt nur bei besonders stressanfälligen Personen zu beobachten.

Die entscheidende Einschränkung der Theorie ergab sich jedoch aus der Beobachtung, dass bereits ein Proteinanteil von nur fünf Prozent in einer Mahlzeit die selektive Erhöhung von Tryptophan im Blut verhindert: Eiweißhaltiges Essen ist also das Ende des Serotonin-Glücks. Da die meisten kohlenhydratreichen Mahlzeiten (und Schokoladensorten) sogar einen höheren Proteinanteil haben als die genannten fünf Prozent, kann der Serotonineffekt im Alltag nur sehr selten auftreten.[6]

Die besänftigende Wirkung von Schokolade und anderen tröstenden Nahrungsmitteln wird, wenn überhaupt, also nur zu einem sehr geringen Teil durch psychoaktive Substanzen verursacht oder durch eine erhöhte Verfügbarkeit von Serotonin im Gehirn. Das zeigt sich übrigens auch darin, dass Schokolade die Stimmung hebt, lange bevor ihre Inhaltsstoffe den Blutkreislauf und das Gehirn erreichen.

Wie die Lust am Essen Sorgen vertreibt

Auf einem Spaziergang in der Pariser Innenstadt kam ich an einer Chocolaterie vorbei. Ein kleines Messingschild an der Eingangstür verwies darauf, dass sie schon den Hof in Versailles beliefert hatte. Ich trat ein und kaufte eine Tüte Pralinen. Als ich wieder auf der Straße stand, nahm ich eine Kostprobe. Der unscheinbare, mit dunkler Schokolade überzogene Würfel führte förmlich ein Geschmacksdrama in drei Akten auf meiner Zunge auf. Zuerst nahm ich einen intensiven süßen Geschmack wahr und bald darauf tauchte eine bittere, kontrastierende Note auf, und wieder etwas später, als sich der Kern der Praline öffnete, läutete eine säuerliche Fruchtcreme das Finale ein. Ich aß weiter eine Praline nach der anderen, und jede steigerte meinen Genuss. Ich ging die Straße wie in Trance entlang und erwachte mit der leeren Tüte in der Hand.

Die unmittelbare emotionale Wirkung wohlschmeckender Nahrung ist stark genug, um selbst intensiven Stress zu dämpfen. Säuglinge, die beim Impfen herzzerreißend schreien, werden durch einige Tropfen Zuckerwasser auf der Zunge schlagartig beruhigt. Der süße Geschmack lindert den Schmerz wirksamer als ein Schnuller, wahrscheinlich weil er die Ausschüttung von Stoffen im Gehirn anregt, die schmerzstillend wirken wie Opiate.

Ähnliches lässt sich bei Erwachsenen beobachten. In einem Laborexperiment zeigten wir eine Spielfilmszene, in der ein kleiner Junge vom Tod seines Vaters erfährt. Das Betrachten des Filmausschnitts versetzte die Probanden sofort in traurige Stimmung. Als sie jedoch ein wenig Schokolade aßen, gerade einmal fünf Gramm, ging es ihnen sofort wieder besser. Sie reagierten wie die Säuglinge, deren Impfstress durch ein paar Tropfen Zuckerwasser gelindert wurde. Entscheidend für die stressmindernde Wirkung der Schokolade war ihr Wohlgeschmack: Probanden, die weniger gut schmeckende Schokolade aßen, blieben traurig.[7]

Wenn es schmeckt, tritt der Besänftigungseffekt so zuverlässig auf, dass er sich gezielt nutzen lässt. In einem weiteren Experiment saßen die Versuchspersonen am Computer und sollten möglichst schnell eine Taste drücken, wenn auf dem Bildschirm ein Signal erschien. Drückten sie die Taste schnell genug, bekamen sie ein Stück Schokolade. Und sie drückten die Taste so oft wie möglich, um sich an der Belohnung zu erfreuen.

Plötzlich dröhnten laute Geräusche durch den Raum und setzten die Versuchspersonen unter Stress. Sie waren angespannt, irritiert und verärgert – und drückten die Taste noch häufiger als zuvor, denn für einen kurzen Moment machte der Wohlgeschmack den Stress erträglicher. Und wieder trat die Besänftigung nur dann ein, wenn die Schokolade auch schmeckte. Eine andere Gruppe erhielt Carob, einen Schokoladenersatz aus dem Reformhaus. Für Carob arbeiteten sie weniger, es schmeckte offenbar nicht gut genug.

Wie grundlegend die Wirkung wohlschmeckender Nahrung ist, wurde in Experimenten an der Universität von Cincinnati demonstriert.

Man gab Laborratten zweimal täglich süße Nahrung, einer Kontrollgruppe bot man das gewohnte Laborfutter an. Nach zwei Wochen wurden die Tiere unter Stress gesetzt. Tiere, die süße Nahrung gefressen hatten, zeigten deutlich geringere Stressreaktionen. Ihr Hormonsystem schüttete weniger Stresshormone aus, ihr Herz schlug nicht so schnell, sie blieben im Verhalten ruhiger. Diese Stressminderung wurde allein durch den Wohlgeschmack verursacht, denn selbst kalorienfreie Nahrung dämpfte die Stressreaktionen, wenn sie nur süß schmeckte. Umgekehrt blieb die Versorgung mit Kalorien durch Glucose-Infusionen, also ohne Erregung des Geschmackssinns, wirkungslos. Untersuchungen am Gehirn zeigten, dass der Wohlgeschmack die Aktivität des Mandelkerns verändert, einer Gehirnstruktur, die in der Verarbeitung des Stressgeschehens eine Schlüsselrolle spielt.[8]

Stressdämpfung durch wohlschmeckende Nahrung ist ein biologisch verankertes Phänomen und lässt sich daher auch bei Tieren beobachten. Wir Menschen bringen es aber fertig, diesen Besänftigungseffekt noch zu steigern.

Die Macht der Erinnerung

Ich war zu einem späten Abendessen in ein Lokal gegangen, eines der Tagesgerichte an diesem Abend war zufällig Hühnerfrikassee, ein Gericht, das ich seit meiner Kindheit (…) nicht mehr gegessen hatte. Sobald ich es auf der Speisekarte erblickte, wusste ich, dass ich an diesem Abend nichts anderes würde essen können. Ich übermittelte der Kellnerin meine Bestellung, und während der nächsten drei oder vier Minuten gab ich mich der Erinnerung an die Bostoner Wohnung hin, in der meine Mutter und ich gelebt hatten; zum ersten Mal seit Jahren sah ich wieder die winzige Küche vor mir, in der wir beide unsere Mahlzeiten eingenommen hatten. Dann kam die Kellnerin zurück und sagte, Hühnerfrikassee sei ausgegangen. Im Grunde war das ein Nichts (…) und doch hatte ich plötzlich das Gefühl, als ob das Dach über mir zusammenstürzte. Es gab kein Hühnerfrikassee mehr. Die Nachricht, einem Erdbeben in Kalifornien seien soeben zwanzigtausend Menschen zum Opfer gefallen, hätte mich nicht gewaltiger aus der Fassung bringen können.[9]

Marco Stanley Fogg, eine Romanfigur Paul Austers, beschreibt, wie Nahrungserinnerungen ein Gefühl der Geborgenheit erzeugen, ein Phänomen, das viele Menschen kennen. Ein Duft, ein Geschmack – und wie aus dem Nichts sind die Eindrücke von damals wieder da. Noch heute sehe ich die Hände meiner Großmutter beim Kartoffelschälen, schmecke die Streusel, die beim Kuchenbacken zum Naschen übrig blieben, das Orangeneis im Freibad. Im Frühling pflückten wir Holunderblüten und brachten sie der Mutter, die sie in einen Pfannkuchenteig tauchte und in heißem Fett briet. Wir aßen sie bestreut mit Puderzucker auf der Treppe vor dem Haus. An heißen Sommernachmittagen tranken wir Erdbeermilch. Im Herbst holten wir Kartoffeln aus dem Feld und legten sie ins Feuer, und im Winter saßen wir mit heißem Vanillepudding vor dem Fernseher.

Erfahrungen wie diese setzen sich im Gedächtnis fest, gerade wenn sie mit Gefühlen aufgeladen sind. Und diese Gedächtnisspuren tauchen wieder auf, wenn wir heute die Nahrung essen, die wir damals gegessen haben, oder vielleicht auch schon, wenn wir sie uns nur vorstellen.

Im Rahmen einer Studie des kanadischen Psychologen Bernard Lyman lasen die Versuchspersonen Wörter wie »Roastbeef«, »gebackener Kürbis« oder »Karamellpudding« und notierten alles, was ihnen dazu in den Sinn kam. Die Assoziationen waren so vielfältig, dass vierzehn Kategorien notwendig waren, um sie inhaltlich zu ordnen. Und sie hatten in den meisten Fällen mit Essen gar nicht unmittelbar zu tun. Sie bezogen sich auf Menschen, Plätze, Ereignisse, das Wetter, die Jahreszeiten, Vergangenheit und Zukunft – und natürlich auf Gefühle.[10]

Das Gehirn verknüpft gemeinsam auftretende Ereignisse und speichert sie im Gedächtnis. So entsteht ein assoziatives Netzwerk, ein Gewirr von Nervensträngen, in dessen Knotenpunkten Gefühle, Erinnerungen, Bilder und andere Informationen abgelegt sind. Wird ein Knotenpunkt in Erregung versetzt, pflanzt sich diese Erregung zu den verwandten Knotenpunkten fort.

Reize, die in vergangenen Situationen präsent waren, lösen Erinnerungen an diese Situationen aus. Der Blick auf die alte Schule versetzt uns zurück in den Lateinunterricht. Plötzlich sehen wir wieder den Lehrer, wie er Vokabeln an die Tafel schreibt. So ist auch Trostnahrung mit einem Gefühl der Zugehörigkeit verknüpft und wird in Zeiten der Einsamkeit gegessen, weil sie uns die Geborgenheit spüren lässt, die wir einmal erlebten.[11]

Vor einigen Jahren veröffentlichte die texanische Justizbehörde die letzten Mahlzeiten einiger in den dortigen Gefängnissen hingerichteter Häftlinge. Die Liste liest sich wie die Speisekarte eines Fast-Food-Restaurants:

- Peperoni-Pizza, mittelgroß,
- zwei Dutzend Rühreier,
- ein gebratenes Huhn,
- ein Apfel, eine Orange, eine Banane, eine Kokosnuss und Pfirsiche,
- vierundzwanzig Soft-Shell-Tacos, sechs Enchiladas, sechs Tostadas, zwei ganze Zwiebeln, fünf Jalapenos, zwei Cheeseburger, ein Schokoladen-Milchshake, eine Packung Milch.

Die zum Tode Verurteilten wollten essen, was sie schon immer gerne aßen. (Am häufigsten wurden Cheeseburger bestellt …) Und sie hatten eine genaue Vorstellung von der Zubereitung des Essens: Das Steak sollte nicht zu dick sein, die geschmolzene Butter nicht neben, sondern auf dem Honigbrötchen liegen, vom gebratenen Huhn durfte nur das weiße Fleisch serviert werden, die Teigtaschen mussten zur einen Hälfte mit Mozzarella, zur anderen mit Cheddar gefüllt sein. Der Gefängniskoch erklärte es so: «Das sind Speisen, mit denen die Verurteilten besonders schöne Erinnerungen aus ihrer Jugend verbinden.«

Die Henkersmahlzeit erscheint wie eine Extremvariante des mit Gefühlen verbundenen Essens, bei dem spezielle Nahrungserinnerungen eine besondere Rolle spielen. Aber sind diese Erinnerungen, ist der Wohlgeschmack des Essens wirklich so stark, dass er auch nur einen Augenblick über den bevorstehenden Tod hinwegtrösten könnte? Wir werden es wohl nie erfahren.

Wahrscheinlich dient das Ritual der Henkersmahlzeit auch der Gewissensberuhigung jener, die über Tod und Leben richten. Sie versuchen wohl, den Verurteilten milde zu stimmen, sodass er nicht als Rachegeist zurückkehrt.[12] Ohnehin erschöpft sich die besänftigende Wirkung von Nahrung bei Weitem nicht durch ihren Wohlgeschmack und die angenehmen Erinnerungen, die sie auslöst. Nahrung hat noch andere emotional wirksame Eigenschaften.

Trost durch Kalorien

Jenny stand um sechs auf, wusch sich, zog sich an und trank Kaffee. Sobald sie sich wach genug fühlte, machte sie das Frühstück und weckte die Kinder, vier und sechs Jahre alt. Nach dem Frühstück brachte sie die Tochter zur Schule, den Jungen in den Kindergarten und ging zur Arbeit in eine Großküche, wo sie spülte und putzte. Der Rest des Geldes, das sie zum Leben brauchten, kam vom

Sozialamt. Sie war sechsundzwanzig und lebte mit den Kindern in einer Zweizimmerwohnung. Ihr Alltag war eintönig und erfüllt von Stress.

Sie kämpfte sich durchs Leben mit der Gewissheit, dass dieser Kampf vergeblich war. Auf sich gestellt war sie, so lange sie denken konnte. In Kindheit und Jugend hatte sie sich durchgeschlagen, den Eltern fehlte die Zeit, sich zu kümmern. Jenny wollte damals raus aus ihrer Familie, raus aus dem täglichen Chaos, verließ die Schule und heiratete. Aber der Ehemann trank und verschwand nach der Geburt des zweiten Kindes. Er zahlte keinen Unterhalt, und Jenny war wieder auf sich allein gestellt und ohne jede Perspektive. Wenn sie sich abends todmüde vor dem Spiegel umzog, erschrak sie über ihren Körper, dessen Umfang sich in den letzten Jahren beinahe verdoppelt hatte. Aber ohne reichliches Essen konnte sie dieses Leben nicht bewältigen.

Jenny ist mit dieser Folge ihres Schicksals nicht allein. Die stressdämpfende Wirkung kalorienreicher Nahrung wird von vielen genutzt.

In einer Feldstudie gaben wir einer Gruppe von Frauen einige Tafeln Schokolade, eine Tüte Äpfel und ein Päckchen verschlossener Kuverts mit nach Hause. Wenn sie sich hungrig fühlten, öffneten sie an den folgenden Tagen zu zufällig festgesetzten Zeitpunkten eines der Kuverts. Es enthielt die Mitteilung, was sie essen sollten: den Apfel oder die Schokolade. Vor und nach dem Essen stuften sie ihre Stimmung ein. Das Ergebnis: Sie fühlten sich nach dem Essen besser, ob sie nun die Schokolade oder den Apfel gegessen hatten. Doch eine Stunde später waren die Apfelesser schlechter gestimmt als die Schokoladenesser.[13] Die Schokolade verbesserte die Stimmung nachhaltiger als der Apfel, weil sie um ein Vielfaches mehr Energie enthielt.

Noch besser als bei Erwachsenen lässt sich die wohltuende Wirkung kalorienreicher Nahrung bei Kindern beobachten, weil sie noch keine Bedenken haben, sie zu essen. Als man in einer Studie zwei- bis fünfjährigen Kindern einige Male Joghurt mit jeweils unterschiedlichem Energiegehalt und Geschmack zu essen gab, entwickelten sie bald eine Präferenz für jenen Geschmack, der mit viel Energie verknüpft war.

Die Versorgung mit energiereichen Nährstoffen verbessert die Stimmung sogar dann, wenn die Nahrung geschmacklich gar nicht wahrgenommen wird. In einem Experiment an der Universität Leuven betrachteten die Probanden traurige Bilder und erhielten, ohne es zu wissen, gleichzeitig eine Fettinfusion in den Magen. Das Einströmen der Fettmoleküle verminderte die traurige Stimmung, wahrscheinlich weil Nährstoffsensoren in der Magenwand signalisierten, dass der Körper mit Energie versorgt wurde – für das Gehirn eine gute Nachricht, die sogleich die Stimmung besserte. Wenn nährstoffreiche Nahrung in den Körper gelangt, können wir nicht anders, als sie freudig zu begrüßen. Es ist kein Zufall, dass Trostnahrungen wie Pommes, Pizza und Schokolade viel Energie enthalten.[14]

Energiereiche Nahrung entfaltet zudem verschiedene Wirkungen auf das Hormonsystem. Wenn wir Stress erleben, werden in der Nebennierenrinde Hormone wie Cortisol ausgeschüttet, die dem Körper helfen, sich dem Stress anzupassen, zum Beispiel weil sie die Herzleistung erhöhen. Die Hormonreaktion ist Teil eines komplexen Regelkreises, an dem der Hypothalamus, die Hypophyse und die Nebennierenrinde beteiligt sind. Wie die Physiologin Mary Dallman zeigte, ist dieser für das Stressgeschehen entscheidende Regelkreis auch mit der Nahrungsaufnahme verknüpft. Sie entdeckte nämlich einen körperlichen Mechanismus, der für die Entstehung von Übergewicht eine besondere Bedeutung haben könnte.

In ihren Studien brachte sie Laborratten in eine unangenehme und unkontrollierbare Situation, indem sie ihre Beweglichkeit einschränkte. Die Tiere waren diesem intensiven, anhaltenden Stress hilflos ausgeliefert. Nach den Stressphasen gab die Wissenschaftlerin den Tieren Standardfutter oder eine mit Schweineschmalz und Zucker angereicherte Variante.

Die gestressten Tiere fraßen große Mengen der süßen und fetten Nahrung und zeigten eine deutlich verminderte hormonelle Stressreaktion. Sie sprachen der kalorienreichen Nahrung zu, weil diese den hormonellen Schlüsselprozess des Stressgeschehens beeinflusste: das Zusammenspiel zwischen der Nebennierenrinde, wo Cortisol ausgeschüttet wird, und den Gehirnstrukturen, die die Ausschüttung dieses Hormons steuern. Zucker und Fett dämpften die hormonelle Stressreaktion, allerdings nicht ohne einen Preis: Tiere, die Zugang zur süßen und fetten Nahrung hatten, nahmen nach einigen Tagen deutlich zu. Sie hatten sich buchstäblich Kummerspeck angefressen.[15]

In der Wohlstandsgesellschaft nehmen wahrscheinlich gerade jene Menschen, die am wenigsten am Wohlstand teilhaben, kalorienreiche Nahrung zu sich, um ihren Stress zu dämpfen. Das heißt, dass Frauen mit niedrigem Sozialstatus wie Jenny dem höchsten Risiko ausgesetzt sind, übergewichtig zu werden. Sie sind doppelt bis dreimal so häufig adipös wie Frauen aus höheren Schichten.

Das lässt sich wohl auch dadurch erklären, dass sie, gerade wenn sie am Existenzminimum leben, intensiven und andauernden Stressoren ausgesetzt sind, die sie kaum beeinflussen können. Zucker- und fettreiche Nahrung hilft ihnen, damit fertigzuwerden.[16]

Zucker und Selbstkontrolle

Das Besänftigungspotenzial von Nahrung reicht weit. Zu ihrem Wohlgeschmack, dem Erinnerungseffekt und der Wirkung von Nährstoffen auf Stimmung und Hormonsystem kommt noch eine andere Eigenschaft hinzu. Sie wurde in den 1970er-Jahren von einem kanadischen Ethnologen bei Feldstudien in einem kleinen Ort in den peruanischen Anden beobachtet. Als Ralph Bolton das Archiv der Stadtverwaltung von Incawatana durchforstete, machte er eine erschütternde Entdeckung. Mehr als die Hälfte der erwachsenen indigenen Bevölkerung war direkt oder indirekt in Mord oder Totschlag verwickelt. Die Häufigkeit von Tötungsdelikten war größer als in jeder anderen Region der Erde.

Warum gerieten die Qollao so schnell in Streit? Wie war ihre außerordentliche Aggression zu erklären? Bolton glaubte nicht wie andere, dass sie im »schlechten Charakter« der Indigenen oder in vererbten Persönlichkeitsmerkmalen begründet war, wie damals voreilig der Schluss gezogen wurde. Er beschrieb ein komplexes System von Faktoren, das mit ihren harten Lebensbedingungen zusammenhing: häufige Wechsel zwischen extremer Hitze und Kälte, die durch die Höhe bedingte Sauerstoffarmut, die hohe Bevölkerungsdichte, Mangelernährung und das Kauen von Koka-Blättern. Im Zentrum dieses Modells stand jedoch eine einfache physiologische Größe: die Zuckermenge im Blut. Bolton beobachtete, dass die Qollao umso aggressiver handelten, je niedriger ihr Blutzucker war.[17]

Glucose ist der zentrale Energieträger im menschlichen Körper und die wichtigste Energiequelle des Gehirns. Es verbrennt täglich hundertzwanzig Gramm, was etwa fünfundzwanzig Teelöffeln Traubenzucker entspricht. Glucose bildet auch die Grundlage einer seiner wichtigsten Funktionen: der Fertigkeit, Handlungsimpulse zu kontrollieren.

Diese Fertigkeit wird als Selbstkontrolle bezeichnet und ist die Voraussetzung zielgerichteten Verhaltens. Sie erlaubt uns, Handlungen auszuführen, die unangenehm, aber wichtig sind, um ein langfristiges Ziel zu erreichen, wenn wir etwa beim Erlernen eines Instruments Tonleitern üben oder durch den Wald laufen, um gesund zu bleiben. Umgekehrt hilft sie, Handlungen zu kontrollieren, die zunächst angenehm, langfristig aber ungünstig sind. Beim Versuch, das Rauchen aufzugeben, unterstützt sie die Kontrolle des Drangs, doch noch eine Zigarette zu rauchen. Bei Abnehmversuchen hilft sie, der Verführung zu widerstehen, mehr als geplant zu essen.[18]

Die Selbstkontrolle ist jedoch eingeschränkt, wenn das Gehirn vorübergehend nicht über genug Glucose verfügt. So lässt sich erklären, dass aggressive Reaktionen bei niedrigem Blutzuckerspiegel eher auftreten. Schon das Überspringen einer Mahlzeit kann genügen.

In einem Experiment erhielten Studenten ein Frühstück und ein Mittagessen mit reduziertem Energiegehalt. Am späten Nachmittag waren sie nicht nur hungrig, sondern auch angespannt und reizbar. Als sie durch Lärm unter Stress gesetzt wurden, zeigten sie deutlichen Ärger. Personen, die Mahlzeiten mit ausreichend Energie gegessen hatten, reagierten nicht so gereizt. Aggressive Impulse lassen sich besser beherrschen, wenn das Gehirn mit ausreichend Glucose versorgt wird.

Als man Schulkinder nach Unterrichtsende ein frustrierendes Computerspiel spielen ließ, erhöhte sich ihre Neigung zu aggressiven Handlungen. Die Aggressivität nahm jedoch ab, wenn sie zuvor ein Glas Limonade mit hohem Zuckergehalt getrunken hatten.[19]

Nahrung ist ein besonderes Mittel der Besänftigung. Sie wirkt schnell, ist leicht verfügbar, einfach anzuwenden, sozial verträglich und legal. Ungünstige Nebenwirkungen treten erst bei exzessivem Konsum auf, und auch das erst nach längerer Zeit. Keine andere Substanz oder Aktivität hat so viele emotional wirksame Eigenschaften.

Schon ihr Wohlgeschmack lindert Stress. Erinnerungen an frühere, angenehme Mahlzeiten steigern diese Wirkung. Nach dem Essen verbessern Nährstoffe, die Energie enthalten, die Stimmung und dämpfen die hormonelle Stressreaktion. Die Versorgung des Gehirns mit Glucose fördert die Selbstkontrolle. Manchmal kommt sogar die Wirkung psychoaktiver Substanzen wie das Koffein im Kakao hinzu.

Vermutlich ist die besänftigende Wirkung des Essens umso stärker, je mehr dieser Mechanismen gleichzeitig in Gang gesetzt werden und sich in ihrer Wirkung aufsummieren, ähnlich wie die Wassermenge eines Gebirgsbachs mit jedem Zufluss wächst.

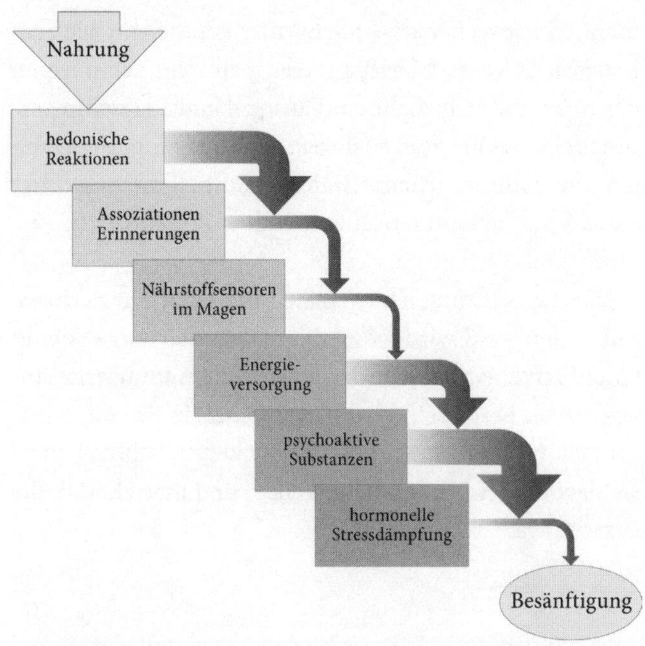

Abbildung 9: Die besänftigende Wirkung des Essens beruht auf mehreren Mechanismen.

Schokolade ragt unter den Nahrungsmitteln, die wir als Trostnahrungen bezeichnen, heraus, weil sie jede dieser besänftigenden Eigenschaften hat: Sie schmeckt gut, enthält reichlich Nährstoffe und in geringen Mengen sogar psychoaktive Substanzen, ganz abgesehen von den angenehmen Erinnerungen, die mit ihr verknüpft sind.

Es ist kein Wunder, dass viele Menschen nach Schokolade greifen, wenn sie emotional belastet sind. Die entscheidenden Mittel der Besänftigung besitzen jedoch viele andere Nahrungen auch: Wohlgeschmack und Energie. Das lässt sich schon an der Beliebtheit der zahlreichen Süßigkeiten erkennen, die keinen Kakao und damit auch nicht seine psychoaktiven Substanzen enthalten: wie zum Beispiel Krokant, Marzipan, das spanische Turrón oder das türkische Halwa, die aus Zucker, Honig, Haselnüssen, Mandeln, Sesam oder Pistazien gemacht sind. Süßigkeiten wie diese, überhaupt Nahrungsmittel, die besonders gut schmecken und reichlich Nährstoffe enthalten, besänftigen.

Welche Nahrung aber letztlich individuell zum Trostmittel der Wahl wird, hängt von Lernerfahrungen ab. In einer Fachzeitschrift wurde von einer neunundvierzigjährigen Frau berichtet, die in einer Lebenskrise eine starke Zuneigung für rohe Karotten entwickelte.[20] Schließlich aß sie davon zwei bis drei Kilo täglich, und ihre Haut färbte sich orange.

Die Rätsel des Gefühlsessens

»Hol die Pest Kummer und Seufzen!
Es bläst einen Menschen auf wie einen Schlauch!«
William Shakespeare[1]

Einige essen nur gelegentlich, um belastende Gefühle erträglicher zu machen, für andere ist es zur festen Gewohnheit geworden, und wieder andere essen so exzessiv bei Stress, dass sie unter einer Essstörung und Fettleibigkeit leiden. Wie lassen sich diese Unterschiede erklären? Wie entsteht das Muster des Gefühlsessens?

In den frühen Morgenstunden des 4. September 2010 erschütterte ein Erdbeben die neuseeländische Stadt Christchurch. Es brachte Wohnhäuser, Schulen und Krankenhäuser zum Einsturz, riss Straßen auf, verursachte Stromausfälle und Überschwemmungen. Mehr als zweihundert Nachbeben versetzten die Bewohner der Stadt noch wochenlang in Schrecken. Sie litten unter Ängsten, Kopfschmerzen, Erschöpfung und Albträumen. Sie kamen nicht zur Ruhe.

Zufällig hatte man vor der Katastrophe im Rahmen einer amtlichen Erhebung den Gesundheitszustand einer größeren Gruppe von Frauen erfasst. Als man sie einige Wochen nach dem Beben erneut untersuchte, aßen viele mehr als zuvor. Sie nutzten die besänftigende Wirkung des Essens, um mit der emotionalen Belastung zurechtzukommen.[2]

Dieses Essmuster wird als emotionales Essverhalten oder Gefühlsessen bezeichnet. Wir sind damit beim Kernproblem angekommen: dass wir essen, weil wir bestimmte Gefühle haben. Gefühlsessen lässt sich allerdings nicht nur nach größeren emotionalen Belastungen wie nach einer Katastrophe beobachten, sondern auch im Alltag: bei Prüfungsstress, Zeitdruck, Ärger mit Arbeitskollegen, Einsamkeit oder depressiven Verstimmungen, wie wir in einigen Studien nachweisen konnten.[3] Es ist so weit verbreitet, dass es in der Sprache Spuren hinterlassen hat. Wir sprechen von »Kummerspeck«, »Frustessen« und »Trostessen«. Auch in der Literatur tauchen Gestalten auf, die Trost im Essen suchen. Balzacs Vetter Pons zweifelte daran, jemals geliebt zu werden, und wandte sich dem Essen zu: »Er stürzte sich hinein wie ehemals in die Anbetung der Kunstwerke …« und »… verlangte vom Essen alle Erregungen, die es geben kann.«

Felix Hoffman, eine Romanfigur Leon de Winters, leidet an Schlaflosigkeit und verbringt die Nächte vor dem Fernseher, liest Zeitungen, Zeitschriften und Prospekte und verschlingt dabei Unmengen von Nahrung. Er ist Botschafter der Niederlande in Prag, und wir begegnen ihm nach einem Empfang in der Küche der Botschaft, in einem abgegriffenen Büchlein lesend, das er zufällig auf dem Dachboden des alten Gebäudes entdeckte: Spinozas »Abhandlung über die Verbesserung des Verstandes«. Doch während er liest, stopft er – wider jeden Verstand – Kaviar und Entenleber in sich hinein, Parmaschinken, Melone und Matjesheringe und spült sie mit Champagner, Beaujolais und Wodka die brennende Speiseröhre hinunter. Er isst, um den Schmerz zu betäuben, der ihn seit dem frühen Krebstod seiner Tochter zerreißt.[4]

Gefühlsessen hat viele Gesichter. Es kann unbedenkliche Gewohnheit sein oder Ausdruck einer Essstörung. Psychotherapeuten berichten schon seit Langem von Patienten, die essen, um belastende Gefühle zu bewältigen, und dadurch fettleibig werden.[5]

Zwei Fälle aus der Praxis

In der Mittagspause ging er hinüber in den Supermarkt, kaufte ein Schinkenbrötchen und machte einen Rundgang durch die Lebensmittelabteilung: ein zwei Meter großer Mann in Jeans, Pullover und Regenjacke, dessen Statur an einen Sumo-Ringer erinnerte. Sein schwarzes Haar war zu einem Pferdeschwanz gebunden, am linken Ohr hing ein kleiner Ring. Er schlich – trotz seiner Körperfülle geschmeidig wie eine Raubkatze – durch das Dickicht der Regale, vorbei an Milch, Butter und Käse, Gelbwurst und Salami, Kaffee und Tee, bis er endlich zu den Süßigkeiten kam. Etwas nach vorne gebeugt hielt er Ausschau nach Sonderangeboten – Schokolade, Kekse, Gummibärchen – und griff sich eine Dreierpackung Fruchtgummis.

Das Schinkenbrötchen aß er nebenbei auf dem Weg zurück ins Büro, das Firmengebäude war nicht weit entfernt. Im Büro verstaute er seine Beute in der Schreibtischschublade. Als er den Vorrat an Süßigkeiten erblickte, der dort lagerte, spürte er großen Widerwillen. »Eigentlich hasse ich das Zeug«, ging es ihm durch den Kopf, und er wandte sich wieder seiner Arbeit zu. Er arbeitete in der Buchhaltung eines Elektronikgroßhandels, erledigte pflichtgemäß seine Aufgaben, schrieb Formulare und Tabellen, telefonierte mit Kunden und Kollegen. Aber im Grunde mochte er diese Arbeit nicht, auch nicht die schlechte Stimmung in der Firma, die sich wegen der Gerüchte über Umstrukturierungsmaßnahmen ausgebreitet hatte.

Er saß vor dem Bildschirm und konnte sich nicht konzentrieren, ständig tauchten Gedanken an sein Hobby auf. Im Innersten seines Herzens sehnte er sich nach einem Leben, in dem er sich ganz diesen Dingen widmen konnte. Er spielte Theater in einer Laienspielgruppe und hielt Reden auf Familienfeiern und Betriebsfesten. Mit seiner körperlichen Präsenz und seiner tiefen Stimme schien er zum Schauspieler gemacht. Stattdessen saß er tagein, tagaus am Schreibtisch. Eine tiefe Unzufriedenheit nagte an ihm. In früheren Zeiten hätte man vielleicht von einem Dämon oder bösen Geist gesprochen. Seine Frau sagte, er sei aus dem Gleichgewicht. Er war erst fünfundvierzig und wünschte sich schon den Ruhestand herbei.

Am späten Nachmittag geriet er unter Druck, weil ihn sein Vorgesetzter zum Gespräch bat. War es Routine? Oder sollte auch er der geplanten Umstrukturierung zum Opfer fallen? Würde man sein Gehalt herabstufen? Die Adern an seinen Schläfen schwollen an.

Schon der Griff in die Schublade war erleichternd, die Aussicht auf Besänftigung erlösend. Er schob eine Ladung Fruchtgummis in den Mund, und sogleich breitete sich ein wohliges Gefühl in ihm aus. In den entlegensten Windungen seines Gehirns meldete sich leise der Gedanke: »Eigentlich tut dir das nicht gut«, aber er aß weiter. Es war wie Sex, nur einfacher. Die Lust drängte alle Bedenken in den Hintergrund. Er verschlang die Fruchtgummis, eine halbe Packung Erdnüsse und eine Tafel Schokolade, und die Angst vor dem Gespräch verschwand.

Längst war ihm klar, dass sein Essverhalten eine ernste Bedrohung war. Er litt unter hohem Blutdruck, Kurzatmigkeit und Rückenschmerzen. Vor zwei Jahren war er infolge von Kreislaufproblemen gestürzt und hatte sich am Kopf verletzt. Der Vorfall hatte ihn wachgerüttelt. Im Rahmen einer Gruppendiät gelang es ihm, einige Monate nur Flüssignahrung zu sich zu nehmen, und er verlor über dreißig Kilo. Ein neues Körpergefühl breitete sich in ihm aus, aber auch Verunsicherung, weil etwas fehlte. Ein Jahr später hatte er sein Ausgangsgewicht wieder erreicht. Doch er begann ein neues Abnehmprogramm. Eine Ernährungsberaterin führte mit ihm ein langes Gespräch, bei dem sein Gewichtsziel festgelegt wurde. Er bekam einen individuellen Ernährungsplan. Ein Arzt gab ihm Spritzen zur Ankurbelung des Stoffwechsels. Erneut nahm er ab. Er kaufte sich engere Hosen, doch ein Jahr später hatte er sein Ausgangsgewicht wieder erreicht. Er konsultierte einen Heilpraktiker, der mit ihm an der Körperhaltung arbeitete und eine Saftkur verordnete. Die Behandlung tat ihm gut, hatte aber keinen Einfluss auf sein Gewicht.

Als Walter M. in meine Praxis kam, hatte er mit hundertvierzig Kilo sein Höchstgewicht erreicht. Aber seine Stimmung war im Keller. Die schwierigen Momente, in denen er sein Kalorienlimit überschritt, häuften sich. Er konnte seine Essmuster nicht dauerhaft verändern und die einmal erreichte Gewichtsabnahme beibehalten. Immer wieder kamen ihm die Gummibärchen in die Quere. Er konnte sich nicht so lange kasteien, schon gar nicht in der Weihnachtszeit. Ein Freund feierte Geburtstag, der Sohn die Taufe seines Kindes, und dann war Ostern nicht mehr weit. Sie fuhren in den Urlaub. All dies war ihm ohne ausgiebiges Essen nicht möglich. Er begann zu zweifeln. Lohnte sich diese Qual? War ein Leben im Diätmodus überhaupt noch lebenswert? Es war ein weiter, weiter Weg, um auch nur ein annähernd normales Gewicht zu erreichen.

»Es ist so anstrengend«, gestand er sich ein, »mir fehlt die Willensstärke, das Durchhaltevermögen.«

Und prompt ließ auch seine Kontrolle nach. Wenn er zum Tanken fuhr, holte er sich ein Mars oder Magnum, vielleicht auch beides. Die Verlockung war groß, und wenn er ihr nachgab, geschah alles wie von selbst. »Das Essen bemerke ich manchmal erst, wenn ich schon gegessen habe.«

Wie kann man ein so ausgeprägtes Muster, bei Stress zu essen, überwinden?

Diese eingefahrenen Gewohnheiten und das starke, durch Emotionen ausgelöste Verlangen nach Nahrung lassen sich mithilfe verschiedener Techniken bezwingen, die man allerdings so anwenden muss, dass sie zu der jeweiligen Person auch passen. Ich beschreibe dieses Vorgehen ausführlich im Kapitel zur Überwindung problematischer Essmuster. Die Grundlage einer wirksamen Therapie ist es, die Entstehungsbedingungen des Gefühlsessens und seine vielen Gesichter zu kennen. Wir kommen daher noch zu einem anderen Fall.

Sabine D. war auf den ersten Blick ihr psychisches Leid nicht anzusehen. Sie war eine heitere und wortgewandte, eine geschmackvoll gekleidete Frau und arbeitete als selbstständige Werbedesignerin. Sie strahlte eine elegante Leichtigkeit aus, mit zartem Gesicht, schmalen Lippen und grünen Augen und sorgfältig gescheitelten, roten Haaren.

»Ich habe nur ein Problem«, gestand sie mir, »ich esse zu viel, zu oft und bin zu dick. Warum habe ich heute

Morgen auf der Fahrt zur Arbeit eine ganze Tafel Schokolade gekauft und sie dann auf einmal gegessen?«

Als sie einige Tage zuvor im Supermarkt auf Doppelkekse mit Schokoladenfüllung stieß, fühlte sie sich an ihre Kindheit erinnert. Sie griff zu und verschlang noch auf dem Parkplatz den Inhalt der gesamten Packung.

Entgleisungen wie diese waren aber nicht die Regel. Meistens aß sie nur bei Stress und Zeitdruck im Job oder wenn sie befürchtete, das Arbeitspensum nicht zu bewältigen, und wenn Ärger drohte. Nach einer schwierigen Besprechung ging sie zur Imbissbude und aß Currywurst mit Pommes. Oder sie naschte einen Keks nach dem anderen, drei bis vier Schokoriegel, manchmal so viel Süßes, dass sie den Geschmack daran verlor. Im vergangenen Jahr hatte sie fünfzehn Kilo zugenommen und litt darunter, auch weil sie spürte, dass andere sie abwertend anstarrten. Sie fühlte sich gedemütigt und aß erst recht.

Walter und Sabine aßen beide also seit Langem, um über belastende Emotionen hinwegzukommen. Walter hatte schon in der Kindheit damit begonnen, nach dem frühen Tod seiner Eltern. Fortan hatte er bei seiner Tante gelebt, die ihn mit Essen tröstete; sie wusste sich nicht anders zu helfen. Das Essen ließ ihn die Trübsal besser ertragen, und die Gewohnheit, unter Druck zu essen, blieb ihm sein Leben lang. Das einmal gelernte Essmuster hatte sich verselbstständigt: Er ging an keiner Würstchenbude, an keiner Eisdiele vorbei, ohne etwas zu kaufen.

Sabine hingegen hatte eine glückliche Kindheit und Jugend. Der Vater war Regierungsbeamter, die Mutter Ärztin, und sie lebten vor der Stadt, in einem Haus mit Garten. Sie sieht zurück auf unbeschwerte Zeiten, auf

Sommernachmittage, die sie mit der Schwester spielend im Garten verbrachte. Erst mit fünfzehn suchte sie zum ersten Mal Trost im Essen, sie erinnerte sich genau. Es war der Tag, an dem der Vater die Familie wegen einer anderen Frau verließ. Sabine stand am Küchenfenster und sah ihm nach, bis er aus ihrem Blickfeld verschwand. Dann setzte sie sich an den Tisch und schmierte Butterbrote. Seitdem aß sie, wenn sie einsam war. Mit vierundzwanzig traf sie ihre große Liebe, von der sie sich nach drei Jahren trennte, weil sie Angst davor hatte, verlassen zu werden. Später im Studium und Beruf, wenn sie nachts nach Hause kam, setzte sie sich in die Küche und aß Butterbrote oder Nudeln mit Tomatensoße. Sie ging im Beruf auf, ihr Leben war geprägt von Arbeit, aber ihr Gefühlsleben trocknete aus.

Was genau aber hatte Walter und Sabine zu Gefühlsessern gemacht? Entwickelten sie das Essmuster nur deshalb, weil sie in ihrer Kindheit und Jugend belastende Erfahrungen gemacht hatten? Betrachtet man ihre Lebensgeschichte, könnte man das meinen. Oder hatten ihre Erfahrungen lediglich eine schon vorhandene Neigung verstärkt, Nahrung als Mittel der Stressbewältigung zu nutzen? Tatsächlich spricht auch einiges dafür, dass stressbedingtes Essverhalten eine biologische Grundlage hat.

Machen uns Gene und Hormone zu Gefühlsessern?

Auch Tiere fressen, wenn sie in die Enge getrieben werden, und die Ursachen dafür liegen nicht in ihrer Kindheit. Hähne, die sich bei Kämpfen nicht zwischen Angriff und Flucht entscheiden können, picken plötzlich in den Boden. Sperlinge wetzen in Konfliktsituationen den Schnabel oder putzen das Gefieder. Ratten beginnen bei Stress, mehr zu fressen. Verhaltensweisen wie diese wurden von Tierpsychologen als »Übersprungverhalten« bezeichnet, weil sie nicht in den situativen Zusammenhang passen. Solche Übersprunghandlungen lassen sich auch beim Menschen beobachten.

In einem Experiment erhielten Versuchspersonen die Aufgabe, mit einem Stift Linien auf einer Drehscheibe zu folgen, die sich so schnell bewegte, dass sie zwangsläufig Fehler machten: Der Misserfolg war unausweichlich. Aber die Forscher waren, anders als sie die Versuchspersonen glauben ließen, nicht an der Leistung, sondern am Verhalten in den Pausen, zwischen den Aufgaben interessiert. Die frustrierten Versuchspersonen kratzten sich am Kopf, fuhren sich mit der Hand übers Gesicht oder griffen nach Süßigkeiten, die »zufällig« in Griffweite waren.[6]

Die Natur hat uns alle mit der Bereitschaft ausgestattet, bei Stress zu essen, allerdings einige von uns mehr als andere. Wer dazu neigt, bei Stress zu essen, dessen Belohnungssystem im Gehirn wird wahrscheinlich besonders stark erregt, wenn er wohlschmeckende Nahrung wie Schokolade isst. Diese gesteigerte Ansprechbarkeit, wie das in der Fachsprache heißt, ist nicht nur eine Folge von Essgewohnheiten, sondern kann diesen auch vorausgehen.[7]

Ein weiterer biologischer Einfluss steckt im Hormonsystem. Die amerikanische Psychologin Kelly Klump beobachtete, dass Frauen in der zweiten Hälfte des Zyklus sich besonders stark zum Essen gedrängt fühlen, um ihre Stimmung aufzuhellen. Die Eierstockhormone Östrogen und Progesteron fördern dieses Essverhalten, und auch hier mischen genetische Faktoren mit, und zwar in einer komplizierten Wechselwirkung mit den Hormonen. Die stärkere Anfälligkeit von Frauen für Gefühlsessen und Essstörungen hat demnach eine doppelte biologische Grundlage: die Hormonschwankungen im weiblichen Körper und die genetische Veranlagung.

Allerdings wird nun wiederum nicht jede Frau, deren Belohnungssystem besonders stark auf Nahrung anspricht oder deren Hormonsystem sie bei schlechter Stimmung zum Essen treibt, zur Gefühlsesserin. Es muss noch ein weiterer Einfluss hinzukommen, und das sind scheinbar oft Belastungen in der Kindheit und Jugend.

In einer mehrjährigen Studie entwickelten Jugendliche mit diesem bestimmten, genetischen Merkmal des Belohnungssystems nur dann ein problematisches Essmuster, wenn sie einem emotional belastenden elterlichen Erziehungsstil ausgesetzt waren. Ohne diesen emotionalen Stress veränderte sich das Essverhalten nicht, selbst wenn das entsprechende Gen vorhanden war. Die genetische Ausstattung bildete die Grundlage für die Entwicklung des Gefühlsessens, das entscheidende Moment waren jedoch Erfahrungen.[8]

Eine Kindheitserfahrung

Saul wog nur zweieinhalb Kilo, als er auf die Welt kam. Seine Eltern waren in großer Sorge, denn er trank nur langsam und spuckte die Milch wieder aus, sodass er abnahm, statt zu wachsen. Es kostete unendlich viel Mühe und Geduld, ihn zu füttern, und es dauerte lange, bis er endlich zunahm. Doch nach einiger Zeit geschah etwas Seltsames: Er aß zu viel. Er aß und aß, und jeder Versuch, sein Verlangen nach Nahrung einzudämmen, blieb ohne Erfolg. Im Alter von zwei Jahren wog er dreißig Kilo und wurde in einer Klinik behandelt. Mit vierzehn wog er hundertfünfzig Kilo, und weitere Klinikaufenthalte folgten. Seine verzweifelten Eltern sprachen bei der Psychotherapeutin Hilde Bruch vor, einer Koryphäe auf dem Gebiet der Essstörungen.

Im Gegensatz zur damals vorherrschenden Lehrmeinung, glaubte Bruch nicht, dass Sauls Fettleibigkeit durch eine Störung des Hypothalamus und des Hormonsystems bedingt war, sondern durch seine Erfahrungen in den frühen Lebensabschnitten. Schließlich werden in den ersten zwei Lebensjahren entscheidende Entwicklungsschritte vollzogen: Die Kinder erlernen das Krabbeln, Sitzen, Stehen, Gehen und Sprechen und vollziehen den Übergang von der Ernährung an der Brust oder Flasche zur festen Nahrung. In dieser Zeit sind Nahrung und soziale Zuwendung für sie untrennbar verbunden.

Und wie wichtig diese Verbindung gerade für junge Säugetiere (und dazu zählt nun einmal der Mensch) ist, hatte der Primatenforscher Harry Harlow bereits in den 1950er-Jahren demonstriert. Er trennte Rhesusaffen-Babys von ihren Müttern und bot ihnen »Ersatzmütter« an:

eine Drahtpuppe mit Milchflasche und eine Puppe, die mit Fell umwickelt war. Die Äffchen bevorzugten die Fellpuppe und besuchten die Drahtpuppe nur kurz, um Milch zu trinken. Harlow erkannte die Bedeutung des sozialen Kontakts für die frühe Entwicklung. Er vertrat sogar die These, »dass die Primärfunktion der Ernährung … darin besteht, häufigen und innigen Körperkontakt zwischen Säugling und Mutter zu ermöglichen«[9].

Auch Hilde Bruch war das bereits bei der Beobachtung ihrer Patienten aufgefallen. Sie versuchte, mehr über Sauls frühe Erfahrungen bei der Nahrungsaufnahme herauszufinden. Der Junge war das dritte Kind jüdisch-orthodoxer Eltern. Seine Mutter hatte bereits zwei Töchter zur Welt gebracht und dem Wunsch ihres Mannes nach einem männlichen Nachkommen nur widerwillig nachgegeben. Die Schwangerschaft war beschwerlich, die Geburt schmerzhaft und die Erziehung unendlich mühevoll. Der Mutter war das Kind zu viel. Sie konnte Saul wegen eines Rückenleidens nur unter Schmerzen aus der Wiege heben und in den Arm nehmen, sodass er häufig liegen blieb und schrie. Später setzte sie ihn in einen Hochstuhl. Wurde er unruhig, gab sie ihm einen Keks, auf den zwangsläufig weitere folgten, sodass Saul, wie Bruch es ausdrückte, eine »grotesk unangemessene Lernerfahrung« machte: Anstelle von Zuwendung und Körperkontakt gab man ihm Essen. Nahrung wurde zum »Heilmittel für jedes Unbehagen«. Und so verlangte er auch später danach, wenn er sich nicht wohlfühlte –, ob er nun hungrig war oder nicht.[10]

Hilde Bruch vermutete, Gefühlsessen werde in der Interaktion zwischen Mutter und Kind schon früh erlernt. Vor Kurzem fand die amerikanische Psychologin Cynthia Stifter Belege für diese Annahme. Ihre Studien zeigten, dass Mütter häufig Nahrung nutzen, um ihre Kinder zu besänftigen, vor allem, wenn die Kinder sehr lebhaft sind und starke Gefühlsreaktionen zeigen. Sie beobachtete auch, dass Kinder, die häufig mit Nahrung besänftigt wurden, später zur Entwicklung von Übergewicht neigen.

Es sind jedoch nicht nur die biologischen Merkmale des Kindes und die Besänftigungspraxis der Mutter, die zur Entstehung von Gefühlsessen beitragen, sondern auch deren eigene Essgewohnheiten.

In einem Experiment an der Universität Birmingham legte man drei- bis fünfjährigen Kindern ein Puzzle vor; sie konnten sich ein Spielzeug verdienen, wenn sie es lösten. Die Mütter füllten währenddessen Fragebögen aus. Die Hälfte der Kinder erhielt ein unlösbares Puzzle und wurde entsprechend nicht in der vorgegebenen Zeit fertig. Als man ihnen mitteilte, dass sie das zuvor ausgesuchte Belohnungsgeschenk, einen Aufkleber, nicht erhalten sollten, waren sie natürlich frustriert. Beiläufig stellte man einige Teller mit Kartoffelchips, Keksen und Schokolade auf den Tisch, und viele begannen, vor Enttäuschung zu essen. Und die Forscher konnten beobachten: Vor allem jene Kinder griffen zum Essen, deren Mütter sich als Gefühlsesserinnen eingestuft hatten.[11]

Wahrscheinlich hatten die Mütter ihre Kinder zum Gefühlsessen »erzogen«, weil sie ihnen in stressigen Momenten etwas zu essen gaben, ähnlich wie die Mutter von Saul das getan hatte. Oder die Kinder hatten am Vorbild der Mütter gelernt, sich durch Nahrung emotional zu beruhigen; sie hatten sich das geradezu abgeschaut. Vielleicht auch hatten die Mütter den Kindern eine besondere, genetisch verankerte Empfänglichkeit für die besänftigende Wirkung des Essens vererbt. Jeder dieser Einflüsse kann zur Entwicklung des Gefühlsessens beitragen: die Handlungspraxis der Mutter, das Modell ihres Essverhaltens oder eine vererbte Ansprechbarkeit auf Nahrungsreize. Doch Hilde Bruch hatte noch eine andere Idee.

Können wir unserer Hungerempfindung trauen?

Das menschliche Essverhalten wird früh geformt. Mutter, Vater und andere Bezugspersonen bestimmen, was und in welcher Menge Kinder etwas zu essen bekommen und zu welchen Zeiten sie etwas zu sich nehmen. Das hat prägenden Einfluss auf ihre Nahrungsvorlieben und -aversionen und ganz allgemein auf die soziale und emotionale Atmosphäre während des Essens. Oft ganz unbewusst leiten Eltern durch ihr eigenes Vorbild die Kinder dazu an, aufgrund von Hunger- und Sättigungssignalen zu essen oder sich eher durch äußere Reize lenken zu lassen, etwa durch die Tageszeit oder die Nahrungsmenge auf dem Teller. Solche Lernprozesse formen unser Verhalten und helfen uns, alltäglich zu entscheiden, was wir essen – und vor allem, welche Empfindungen und Gefühle wir dabei haben.

Wir lernen wohl auch, wie es sich anfühlt, hungrig zu sein. Der Psychologe Donald Hebb entwickelte schon 1949 eine Theorie zur Entstehung der Hungerempfindung. Demnach erlebt der Säugling das körperliche Bedürfnis nach Nährstoffen zunächst als diffusen, unangenehmen Zustand, den er nicht einordnen kann. Erst durch die wiederholte Erfahrung der Nahrungsaufnahme kann er ihn allmählich als ein ganz bestimmtes Bedürfnis einordnen und von anderen körperlichen Empfindungen unterscheiden, auch von anderen Formen emotionaler Erregung.[12]

Hilde Bruch vermutete nun, dass es dieser Lernprozess war, der bei Gefühlsessern gestört wurde, insbesondere, wenn das Kind ständig gefüttert wird, ohne hungrig zu sein: Wie sollte es lernen, den Unterschied zwischen einem Hungergefühl und anderen Gefühlen zu erkennen? Sie beobachtete, dass Saul ein großes Spektrum körperlicher Zustände mit Essen verknüpfte, und war davon überzeugt, dass seine frühen Erfahrungen zu einem schwerwiegenden Wahrnehmungsdefizit geführt hatten. Er konnte seine körperlichen Empfindungen nicht richtig zuordnen.

Die Gültigkeit ihrer Fehlwahrnehmungshypothese ist allerdings bis heute nicht geklärt. Doch klinische Beobachtungen zeigen, dass es starken Gefühlsessern tatsächlich schwerfällt, körperliche Hungersignale und emotionale Erregung zu unterscheiden. Womöglich ist ihr ausgeprägter Drang zu essen die Folge dieses Wahrnehmungsdefizits. Allerdings kann dies nur ein Grund dafür sein, dass Gefühlsesser bei Stress zugreifen, denn viele andere sind sich bewusst, dass sich ihr emotional ausgelöstes Verlangen nach Nahrung anders anfühlt als Hunger. Bruch selbst zitiert eine dieser Patientinnen: »Es ist mein Mund, der es will, ich weiß, dass ich genug habe.«[13]

Die Entstehung des Gefühlsessens

Gefühlsessen ist in erster Linie erlernt. So wie wir lernen, proteinreiche Nahrung zu bevorzugen, weil sie einen Eiweißmangel beseitigt, lernen wir zu essen, um über unangenehme Gefühle hinwegzukommen.[14] Dieses Lernen vollzieht sich in zwei Schritten.

Häufig beginnt es vermutlich damit, dass das Kind mit Essen früh, vielleicht schon in den ersten Lebensjahren, besänftigt wird. Das Verhalten der Mutter und anderer Bezugspersonen könnte dabei eine wichtige Rolle spielen, wenn sie das Kind durch Nahrung bei verschiedenen emotionalen Zuständen beruhigen. Sind sie selbst Stressesser, hat ihr Beispiel natürlich Auswirkungen auf das kindliche Essverhalten. Denkbar ist aber auch, dass wir dieses problematische Verhalten erst als junge Erwachsene oder sogar im Erwachsenenalter erlernen. Zu diesem Besänftigungslernen kommt ein zweiter Lernprozess hinzu.

Wir alle kennen seit der Schule Pawlows klassische Konditionierung. Diese Form des Lernens führt hier dazu, dass Gefühle zu Ess-Signalen werden. Wer sich zum Beispiel bei Einsamkeit regelmäßig mit Nahrung tröstet, erlebt bald schon zwangsläufig ein Verlangen danach, wenn er sich einsam fühlt. Das Gefühl der Einsamkeit löst quasi automatisch ein Verlangen aus, ganz wie der Glockenton bei Pawlows Hunden den Speichelfluss.

Die genetische Veranlagung kann diese Lernprozesse fördern, nämlich wenn unser Belohnungs- und Hormonsystem besonders stark auf Nahrung anspricht. Und die Umwelt tut das Übrige: Das Überangebot an Nahrung und das Übermaß an Stress in der modernen Gesellschaft verführen uns ständig zum Essen.

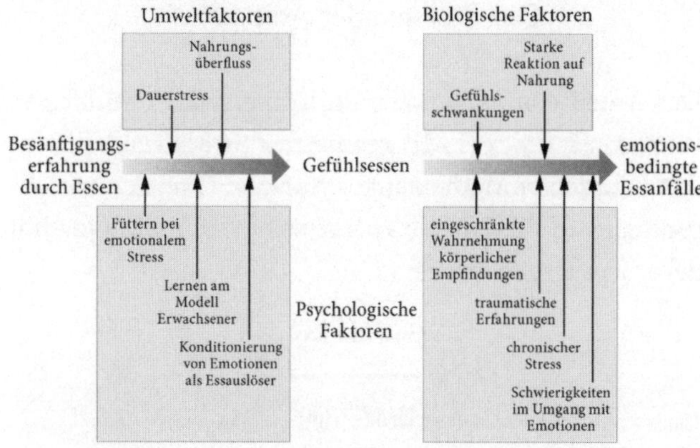

Abbildung 10: Gefühlsessen entsteht unter dem Einfluss von Lernprozessen, Umweltbedingungen und biologischen Faktoren. Exzessive Ausprägungen des Essmusters entwickeln sich unter dem zusätzlichen Einfluss intensiver Stressoren und von Defiziten der Emotionsregulation.

Allerdings sind die genauen Bedingungen dieser Lernprozesse noch ein Rätsel: Es bleibt unklar, wann und wie oft die besänftigende Erfahrung des Essens auftreten muss, um das Essmuster entstehen zu lassen, und unter welchen Bedingungen es sich von einer unbedenklichen Gewohnheit zu einer Essstörung entwickelt. Wahrscheinlich sind für krankhafte Formen des Gefühlsessens intensive emotionale Belastungsmomente und Schwierigkeiten im Umgang damit die entscheidenden Einflüsse. Die Ursachen des Gefühlsessens sind nicht abschließend geklärt. Gewiss sind aber die Folgen.

Der Anteil von Fettgewebe im Körper wird mithilfe des Body-Mass-Index (BMI) geschätzt, eine Maßzahl, die auf den belgischen Mathematiker Adolphe Quetelet zurückgeht. Hierzu wird das Körpergewicht durch das Quadrat der Körpergröße geteilt:

$$\text{BMI} = \frac{\text{Gewicht (kg)}}{\text{Größe}^2\ \text{(m)}}$$

Übergewicht liegt nach Übereinkunft der Wissenschaftler bei einem BMI zwischen 25 und 30 vor, Adipositas bei einem BMI von 30 oder größer. Eine normalgewichtige Person mit einer Größe von einem Meter achtzig müsste über achtzig Kilogramm wiegen, um als übergewichtig eingestuft zu werden, die Grenze zur Adipositas hätte sie mit nahezu hundert Kilogramm erreicht. Hierzu müsste sie etwa dreißig Kilogramm zunehmen, das ist etwa die Hälfte ihres Ausgangsgewichts. Die höheren Schweregrade der Fettleibigkeit für diese Person wären mit einem Gewicht von hundertzwölf und hundertneunundzwanzig Kilo gegeben.

In Deutschland sind mehr als die Hälfte der Frauen und Männer übergewichtig, beinahe ein Viertel so stark, dass sie adipös sind. Da ihr Körper vom gängigen Schönheitsideal abweicht und mit negativen Persönlichkeitseigenschaften wie Disziplinlosigkeit und Faulheit in Verbindung gebracht wird, erleben die Betroffenen oft, dass sie von anderen abgewertet werden. Hinzu kommt, dass Fettleibigkeit das Risiko für eine ganze Reihe von Krankheiten erhöht: Bluthochdruck, Herz-Kreislauf-Erkrankungen, Gefäßverengung, Arteriosklerose, Schlaganfall, Krebs und Diabetes.

Mit der Gewichtszunahme steigt fast parallel die Sterblichkeitsrate. Männer im Alter zwischen fünfzehn und neununddreißig Jahren mit einem Körpergewicht von mehr als hundertfünfzehn Kilo sind einem fast zweihundert Prozent höheren Sterblichkeitsrisiko ausgesetzt als Normalgewichtige. In Deutschland verursachen so durch Adipositas bedingte Krankheiten wohl alljährlich mehr als eine Million Todesfälle. Die Behandlungskosten des ausgeprägten Übergewichts und seiner Folgeerkrankungen werden auf bis zu zehn Milliarden Euro pro Jahr geschätzt.[15]

Diese epidemische Ausbreitung der Fettleibigkeit beschäftigt eine große Schar von Wissenschaftlern. Abertausende von Studien wurden durchgeführt, um ihre Ursachen zu ergründen. Sie zeigen, dass die Ursachensuche für dieses so einfach zu fassende Zustandsbild alles andere als einfach ist. Fettleibigkeit kann zahlreiche körperliche und psychische Ursachen haben. So werden zum Beispiel Menschen mit einem genetisch bedingten niedrigen Grundumsatz eher übergewichtig. Da sie wenig Energie verbrauchen, nehmen sie bei gleicher Nahrungszufuhr schneller zu. Auch Schlafmangel trägt zur Entwicklung von Übergewicht bei sowie die Nebenwirkungen häufig verschriebener Medikamente wie Antidepressiva und Betablocker. Dazu kommen Verhaltensmuster, vor allem ein niedriges Niveau körperlicher Aktivität und der häufige Konsum fettreicher Nahrung und zuckerhaltiger Getränke. Und nicht zuletzt sind es ausgeprägte Formen des Gefühlsessens, die häufig eine rapide Gewichtszunahme bewirken.

Nachdem Esther endlich in den Schlaf gefunden hatte, bedrängten sie die Träume. Der Professor saß vor ihr, stellte Fragen und sah sie durchdringend an. Ihr Magen verkrampfte sich, und sie stammelte Halbsätze, um ihre Wissenslücken zu verschleiern.

Später in der Nacht erschienen die Bilder. Schemenhaft sah Esther einen übermächtigen Körper über sich, und ein wildes Gemisch von Gefühlen stieg in ihr auf – Angst, Wut, Scham und Ekel. Ihr Unterleib fühlte sich in diesem Moment taub an.

Sie erwachte und blickte sich im Halbdunkel des Zimmers um. Auf dem Boden lag ein Berg schmutziger Wäsche. Auf dem Schreibtisch stapelten sich Karteikarten, aufgeschlagene Bücher und Exzerpte. In einem Regal lagen Aktenordner und lose Blätter durcheinander. Ein Poster hing schief an der Wand, weil sich eine Reißzwecke gelöst hatte, der Boulevard Montmartre im Frühling, eine verblichene Reproduktion eines impressionistischen Gemäldes. In Paris hatte sie einige Monate als Au-pair-Mädchen gelebt, vor Jahren, als sie von dem Desaster, das über sie hereinbrechen sollte, noch nichts ahnte. Jetzt lag sie in diesem winzigen Zimmer, in diesem Wohnheim, in dieser Stadt, in dieser Angst, in diesem Schmerz.

Sie schlich sich in die Küche, öffnete den Kühlschrank und begann zu essen. Der Geschmack des Essens, die Mechanik des Kauens und Schluckens, das Völlegefühl und die Wärme verdrängten ihre Angst. Wie in Trance aß sie zwei Salami-Pizzen, vier Rühreier und einen halben Schokoladenkuchen. Ihr Bauch war gespannt wie eine Trommel. Die riesige Nahrungsmenge lag wie ein schwerer

Stein in ihr, der alle Gefühle erstickte. Sie fiel betäubt ins Bett und fand wieder in den Schlaf.

In den letzten Monaten hatte sich das Essproblem verstärkt. Die Gier überfiel sie inzwischen schon bei den geringsten Gefühlsaufwallungen. Und je häufiger sie aß, um ihre Gefühle zu beruhigen, umso mehr steigerte sich ihr Verlangen nach Nahrung. Sie hatte vierzig Kilo zugenommen. Ihr Körper war aus den Fugen geraten wie ihr Leben.

Dabei hatte das Studium hoffnungsvoll begonnen, und in den ersten Semestern kam sie gut zurecht. Sie studierte Soziologie, zwei Semester verbrachte sie an einer Universität in Florida. Wenn sie die Fotos aus dieser Zeit betrachtete, sah sie eine fröhliche Studentin, der die Zukunft zu Füßen lag. Doch als sie nach ihrer Rückkehr zwei schlechte Klausuren hintereinander schrieb, war sie tief erschüttert. Es fühlte sich an, als stürze sie in einen Abgrund. Sie schob die Wiederholungsprüfung vor sich her, doch je mehr Zeit verstrich, umso stärker wurde ihre Angst. Und je stärker ihre Angst wurde, desto gewissenhafter versuchte sie zu lernen. Hektisch las sie ein Buch nach dem anderen, behielt aber nichts. Sie nahm ein Diktiergerät in die Vorlesung und fertigte wortwörtliche Abschriften, seitenlange, kleingedruckte Texte, aus denen sie das Wesentliche nicht herausfiltern konnte. Sie versank im Chaos. Der Abschluss des Studiums rückte in immer weitere Ferne. Zeitweise spielte sie mit dem Gedanken, abzuhauen, irgendwo unterzutauchen. Seit acht Jahren zögerte sie das Examen hinaus, inzwischen war sie dreiunddreißig. Finanziell hielt sie sich mit einem Putzjob über Wasser. Aber welchen Sinn sollte ihr Leben noch haben, wenn sie dieses Studium nicht erfolgreich abschloss?

Wenn die Angst nicht an ihr fraß, war sie erschöpft und niedergeschlagen. Dann lag sie stundenlang im Bett und starrte ins Leere. Zeitweise spürte sie eine abgrundtiefe Wut gegen sich selbst und beschimpfte sich vor dem Spiegel: »Du bist faul und fett, fett, fett.«

Gegen Mittag raffte sie sich auf und machte sich auf den Weg in die Bibliothek, um im Lesesaal zu lernen. In sich gekehrt, mit zusammengezogenen Augenbrauen, ging sie zur Straßenbahn. Sie trug einen weiten Pullover, Jeans und Turnschuhe und über der Schulter eine große Tasche, die von Papieren, Notizbüchern, Schreibstiften und Cremes überquoll. Die halblangen, schwarz-rot gefärbten Haare waren ungekämmt. Auf der Stirn und der Oberlippe glänzten Schweißperlen. Ein Schlüsselbund fiel zu Boden, und sie hob ihn mühsam auf.

Esthers Krisen waren nicht allein durch die Studienschwierigkeiten verursacht. Immer wieder kamen ihr Szenen aus der Vergangenheit in den Sinn. Sie sah die strenge Mutter vor sich, die keinen Widerspruch duldete und sie nie umarmte. Wenn Esther bei Arbeiten im Haus helfen musste, verlor die Mutter schnell die Geduld und keifte: »Stell dich nicht so an!« Oder sie schüttelte verächtlich den Kopf und sagte nur: »Verschwinde!«

Sie ignorierte die Fragen der Tochter und sah sie nicht einmal an. Esther fragte erneut, die Mutter blieb stumm und zeigte keine Regung. Diese kalte und bedrohliche Frau war die wichtigste Person in ihrem Leben. Manchmal hörte sie ihre Stimme noch heute, als ob die Mutter direkt hinter ihr stünde und ihre Handlungen kommentierte. Für die Mutter kam ein Studienabbruch nicht infrage. Sie brüllte ins Telefon: »Deine Probleme sind lächerlich! Heul nicht rum, das bringt nichts!« Und legte auf.

Erst im Verlauf einer mehrjährigen Therapie begann Esther zu verstehen, dass das Verhalten der Mutter das Modell für ihren Selbsthass war. Manchmal kamen ihr im Traum verschwommene Erinnerungen an Missbrauchserlebnisse in den Sinn, dunkle Schatten, die unklar blieben. Bis zur Befreiung von ihren Problemen lag noch ein weiter Weg vor ihr.

Die Binge-Eating-Störung, deren Merkmale Esther so eindringlich zeigt, wurde erstmals 1959 beschrieben. Sie ist heute die häufigste aller Essstörungen. Ihr Kernmerkmal sind Essanfälle, bei denen unkontrolliert große Nahrungsmengen gegessen werden. Ein beträchtlicher Teil der Betroffenen ist stark übergewichtig. Anders als Magersucht und Bulimie, die überwiegend bei Frauen zu finden sind, trifft die Binge-Eating-Störung mit gleicher Häufigkeit auch Männer.

Es ist kein Zufall, dass sich in der Lebensgeschichte von Menschen, die wie Esther an dieser Störung leiden, häufig intensive emotionale Belastungsmomente finden – Vernachlässigung, Gewalterfahrungen, Missbrauch, Alkoholabhängigkeit oder der frühe Tod der Eltern. Missbrauchserfahrungen bleiben oft verborgen, sie werden nicht bemerkt, nicht von Freunden und Nachbarn, nicht in Kindergarten und Schule. Aber sie sind häufig. Etwa zwanzigtausend Fälle tauchen Jahr für Jahr in der polizeilichen Kriminalstatistik auf – schon das ist eine hohe Zahl. Doch man rechnet mit einer noch viel höheren Dunkelziffer.

In Befragungen berichten zwischen sechs und sechzehn Prozent der Erwachsenen von sexuellem Missbrauch in der Kindheit. Sie leiden häufig unter ausgeprägten Formen des Gefühlsessens und starkem Übergewicht. Mehrfacher sexueller Missbrauch erhöht das Risiko, an einer Essstörung zu erkranken, um das Fünffache. Bei einmaligem Missbrauch ist das Risiko aber immer noch zweieinhalbfach erhöht. Die Essanfälle und ihre stressdämpfende Wirkung sind der letzte Ausweg aus einer ganzen Reihe emotionaler Krisen. [16]

Esthers Verlangen nach Nahrung war so stark wie das Verlangen eines Süchtigen nach einer Droge. Wenn sie versuchte, dem Drang zu essen zu widerstehen, zitterten ihre Hände, und sie spürte Hitzewallungen und Kälteschauer, als ob sie unter Entzugssymptomen litt. Wie ein Trinker die Kontrolle über sein Trinken verliert, verlor sie die Kontrolle über das Essen. Wie der Trinker immer mehr trinkt, so wurden auch die Nahrungsmengen, die sie sich einverleibte, immer größer. Das unbezwingbare Verlangen, der exzessive Konsum und der Verlust der Kontrolle sind typische Merkmale einer Abhängigkeitserkrankung.

Doch lassen sich suchtartige Essmuster tatsächlich mit einer Drogen- oder Alkoholabhängigkeit gleichsetzen? Essen erzeugt keine Halluzinationen wie Meskalin, Psilocybin und LSD, es erreicht nicht die stimulierende Wirkung von Amphetaminen und Kokain, den euphorisierenden Effekt der Opiate oder die enthemmende Wirkung des Alkohols. Und dennoch steckt im Essen das Potenzial zum Suchtmittel.

Wenn wir schmackhafte Nahrung essen, wird eine Gehirnstruktur erregt, die man als Nucleus accumbens bezeichnet. Sie ist ein Teil des Belohnungssystems und liegt im Vorderhirn in der Nähe jener Strukturen, die Gefühle verarbeiten. Drogen entfalten dort eine ähnliche, wenn auch um ein Vielfaches stärkere Wirkung. Und doch kann auch Nahrung zur Droge werden.

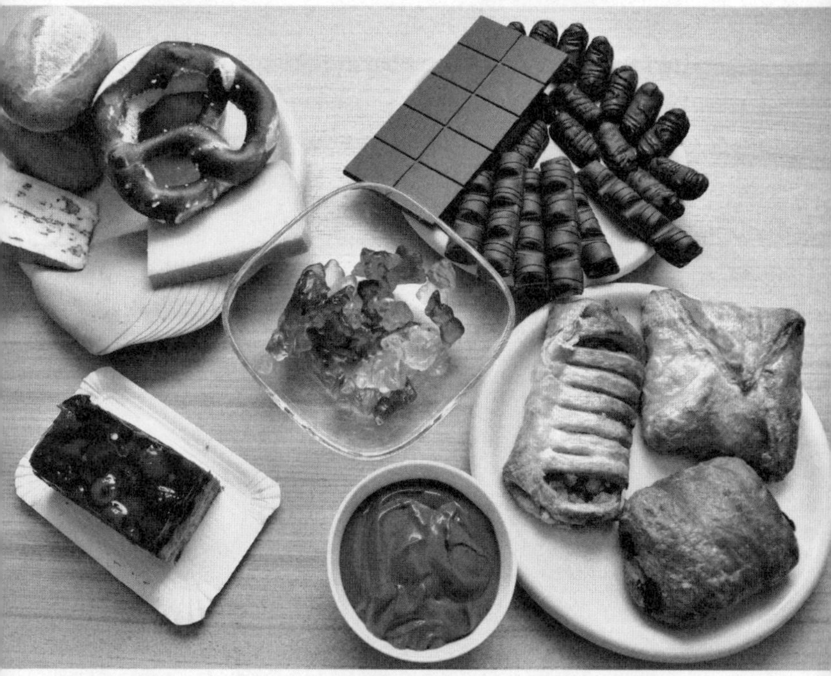

Abbildung 11: Nahrung, die ein Patient mit einer Binge-Eating-Störung während eines Essanfalls zu sich nahm.

Tatsächlich wurden im Gehirn stark übergewichtiger Menschen ähnliche Erregungsmuster gemessen wie bei Menschen, die an Suchterkrankungen leiden. Das Gehirn Drogenabhängiger reagiert besonders empfindlich auf Substanzen wie Kokain und Opiate, das Gehirn adipöser Personen auf hochkalorische, wohlschmeckende Nahrungsmittel wie Eis und Schokolade. Wie der Süchtige nach seinem Stoff erlebt der exzessive Gefühlsesser ein unwiderstehliches Verlangen nach Nahrung, denn sie ist oft sein letzter Ausweg aus der Krise.

Kürzlich wurde berichtet, dass ein Student nachts mit einem starken Drang nach Schokolade erwachte und verzweifelt danach suchte. Er schlug mehrere Fensterscheiben ein, um in die Nachbarwohnung zu gelangen. Die polizeiliche Untersuchung ergab keine Hinweise auf akuten Alkohol- oder Drogenkonsum. Vielleicht litt er an einer »Schokoladensucht«. Ob er Schokolade fand, wurde nicht berichtet.[17]

Die Emotionen des gestörten Essverhaltens

»Seitdem man Speisen nicht mehr zu sich nahm,
um den Hunger zu stillen, sondern um den Appetit zu reizen,
und man tausend verschiedene Rezepte erfand,
um die Esslust anzuregen, wurde die Nahrung …
zur Belastung der Übersättigten.«

Seneca[1]

In der modernen Gesellschaft sind Essstörungen häufig. Einige hungern so sehr, dass sie extrem untergewichtig werden und unter Mangelernährung leiden. Andere sind im Teufelskreis zwischen Fasten und Fressen gefangen. Wie entstehen Magersucht und Bulimie? Und welche Rolle spielen dabei die Emotionen?

»Ich bin ein fettes Mädchen«, sagte Caroline, »ich habe Pausbacken, dicke Arme, breite Hüften und einen Schwabbelbauch. An mir ist *alles* zu dick, sogar die Kniekehlen.«

Sie wog sich morgens nach dem Aufstehen und abends, bevor sie zu Bett ging. Vor dem Spiegel stehend beäugte sie argwöhnisch ihren Körper. Sie wachte erbarmungslos über ihre Figur. Das geringste Anzeichen einer Gewichtszunahme versetzte sie in Panik, obwohl sie zeit ihres Lebens normalgewichtig war. Sofort schränkte sie das Essen ein. Sie übersprang Frühstück und Mittagessen und aß nicht mehr als sechshundert Kilokalorien täglich. Sie verbot sich Süßes und Fettes, aß Obst und Gemüse, Magerquark und Knäckebrot. Sobald sie abnahm, war alles wieder in Ordnung.

Wenn ihr aber das Studium über den Kopf wuchs, wenn sie sich über die Eltern ärgerte, wenn sie ihren Freund dabei beobachtete, wie er anderen Frauen hinterhersah, im Grunde immer, wenn sie aus dem Gleichgewicht geriet, spürte sie ein unwiderstehliches Verlangen nach Nahrung. Dann aß sie ein Joghurt, ein Käsebrot oder ein Croissant. Das Essen tat gut, es ordnete die emotionale Verwirrung. Doch es verstärkte auch den Appetit, und unversehens aß sie mehr als beabsichtigt und dann gerade Nahrung, die sie sich sonst verbot: Wurst, Käse, Kuchen, Schokolade, Eis. Sie verlor die Kontrolle und aß, bis sie zum Platzen voll war. Angewidert betastete sie ihren Bauch, der wie eine Trommel gespannt war, und wurde wieder von der Angst vor einer Gewichtszunahme bedrängt. Schließlich kniete sie wieder vor der Kloschlüssel.

Der Fasten-fress-Zyklus

Frauen, die wie Caroline unter einer Bulimie leiden, durchlaufen fortwährend den Zyklus des Fastens, Essens und Erbrechens. Sie schränken sich im Essen ein, weil sie eine Gewichtszunahme befürchten, setzen sich strenge kalorische Grenzen und dehnen die Zeit bis zur nächsten Mahlzeit. Aber die Essregeln sind so streng, dass es unmöglich ist, sie auf Dauer einzuhalten. Es kommt zu Essanfällen, bei denen teilweise sehr viel gegessen wird, manchmal bis zu zwanzigtausend Kilokalorien, das Zehnfache des Normalen. Und mit den Essanfällen taucht die Angst vor dem Zunehmen erneut auf. Sie wird durch Erbrechen eingedämmt oder andere gegensteuernde Maßnahmen wie die Einnahme von Abführmitteln und exzessive körperliche Aktivität. Die Furcht, zu dick zu sein, und das eingeschränkte Essverhalten sind typische Merkmale einer Bulimie. Sie finden sich auch bei der Magersucht, die erstmals 1873 als eigenständige Krankheit beschrieben wurde.

Die Hungerkrankheit

Martha schleppte sich durch die Tage. Unter ihren Augen lagen Schatten, ihre Wangen waren eingefallen, die Hände kalt, die Handgelenke geschwollen. Sie war zu einem Gerippe abgemagert und fror. Zeitweise war sie so geschwächt, dass sie nicht lange stehen konnte und in Ohnmacht fiel. Um die bohrenden Hungergefühle zu bekämpfen, trank sie eine Tasse Tee nach der anderen. Der Kampf mit dem Hunger war so vereinnahmend, dass alles andere dahinter verschwand. Der Hunger beherrschte ihr Leben.

»Es ist so, als würde man langsam vergiftet, als stünde man unter ständigem Einfluss eines Mittels wie Alkohol oder Rauschgift … Ich wusste nur, ob es Tag oder Nacht war … Man lebt in ständiger Benommenheit, Betäubung, ja, man hat nicht einmal das Gefühl, als wenn man wirklich da wäre … Ich konnte überhaupt nicht mehr mit Leuten Kontakt aufnehmen und kommunizieren. Es gab nichts mehr, worüber man hätte sprechen können – da war nur dieses ständige Gefühl, dass sie es sowieso nicht verstehen würden.«[2]

Das Körpergewicht der Magersüchtigen liegt mindestens fünfzehn Prozent unter dem Durchschnittsgewicht.

Die Auszehrung kann ein lebensbedrohliches Ausmaß erreichen. Frauen mit Bulimie sind dagegen normalgewichtig. Für die Bulimie sind die Essanfälle mit nachfolgendem Erbrechen typisch, die aber auch bei der Magersucht (auch: Anorexie) auftreten können. Übergänge zwischen den Störungen sind häufig. Viele zunächst anorektische Patientinnen haben nach einiger Zeit Essanfälle.

Die Erkrankungen sind immer mit erheblichem Leid verbunden, beginnen schleichend und werden von anderen oft erst bemerkt, wenn sie schon voll ausgeprägt sind. Und dann sind sie ohne professionelle Hilfe nicht mehr zu überwinden. Vor allem jüngere Frauen leiden unter einer Magersucht oder Bulimie, immerhin etwa ein bis zwei Prozent der Bevölkerung.[3] Das führt im Umkehrschluss dazu: Wir alle kennen wohl jemanden, der zumindest von einer dieser Krankheiten betroffen ist.

Marthas Eltern waren ratlos. Sie versuchten verzweifelt, ihre Tochter zum Essen zu bewegen. Die Mutter kochte ihre Lieblingsspeisen, der Vater brüllte sie bei den Mahlzeiten an. Martha hungerte weiter und wurde immer dünner. Schließlich ließ sie sich zu einer ärztlichen Untersuchung bewegen. Die Befunde waren alarmierend. Herzfrequenz und Blutdruck waren erniedrigt. Der Elektrolytstatus und das Hormonsystem waren gestört, die Regel war seit Monaten ausgeblieben. Die Auszehrung hatte ein bedrohliches Ausmaß erreicht, und der Arzt wies sie in eine Klinik ein.

Was hatte Martha dazu getrieben, sich beinahe zu Tode zu hungern? Warum verschlang Caroline riesige Nahrungsmengen, nur um sie wieder zu erbrechen?

Wie die moderne Frau aussehen muss, um als »schön« zu gelten, lässt sich an den Fotomodellen unserer Zeit erkennen. Sie haben kleine Brüste, schmale Taillen, lange Beine und ein knabenhaftes Gesäß. Manche sehen ausgezehrt und krank aus. Ihr Körpergewicht liegt etwa zwanzig Prozent unter dem Durchschnittsgewicht und sie leiden häufig unter Essstörungen. Diesen zerbrechlichen Wesen eifern viele junge Frauen nach.

Dabei waren Schönheit und Schlankheit nicht immer so eng verknüpft. Eines der ältesten Kunstwerke der Menschheit, eine Kalksteinfigur aus der Steinzeit, nach ihrem Fundort »Venus von Willendorf« genannt, zeigt eine Frau mit großen Brüsten, gewölbtem Bauch und ausladendem Gesäß, ein Symbol des Überlebens und der Fruchtbarkeit in Zeiten des Mangels. Stellen wir sie neben eine Skulptur aus dem 20. Jahrhundert, können wir den radikalen Wandel des Schönheitsideals erahnen.

Über Jahrtausende prägte der Mangel die menschliche Existenz, doch als im 18. und 19. Jahrhundert mehr Nahrung vorhanden war und zumindest die Oberschicht im Überfluss lebte, wandelte sich auch der Blick auf den menschlichen Körper. Jetzt musste eine Frau, die schön sein wollte, schlank sein. Der schlanke Körper wurde zum Symbol von Selbstdisziplin und Erfolg.

Und so begannen viele Frauen sich beim Essen einzuschränken, einige so sehr, dass sie abmagerten und erkrankten. Das Problem breitete sich vor allem in den höheren und höchsten Schichten aus. Selbst die Kaiserin von Österreich, bekannt als Sissi, absolvierte jeden Morgen ein festgelegtes Pensum gymnastischer Übungen,

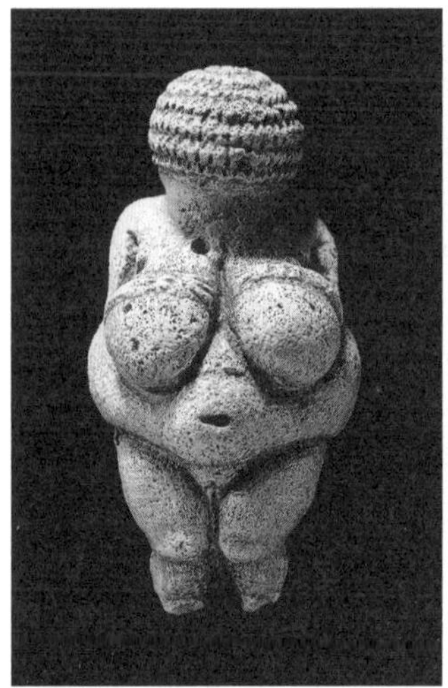
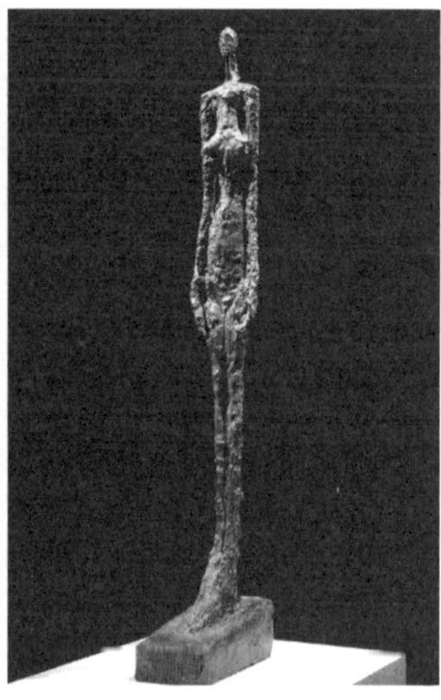

Abbildung 12: Wandel des Schönheitsideals: Skulpturen des weiblichen Körpers aus der Steinzeit (Venus von Willendorf, ca. 25 000 v. Chr.) und dem 20. Jahrhundert (*Femme debout,* Alberto Giacometti)

wog sich dreimal täglich und hielt streng Diät. Aß sie ausnahmsweise Süßigkeiten, trainierte sie die Kalorien wieder ab. Bei einer Körpergröße von einem Meter zweiundsiebzig durften fünfzig Kilogramm nicht überschritten werden. Sie war zeit ihres Lebens untergewichtig und so schmal, dass sie auf die damals übliche Einschnürung durch ein Korsett verzichten konnte.[4]

Heute ist die Diskrepanz zwischen dem Ideal des weiblichen Körpers und den tatsächlichen Körpermaßen noch größer geworden und damit einhergehend die Einstellung zum Essen. Das lässt sich wissenschaftlich belegen.

In einem Experiment boten wir jungen Frauen Nahrungshäppchen an: ein Stück Karotte, ein Stück Lachs, eine Erdbeere, eine Scheibe Salami, ein Stück Schokolade. Die Frauen aßen jedes Häppchen, beurteilten, wie gut es schmeckte, und stuften ihren Gefühlszustand ein. Nach dem Verzehr der kalorienreichen Häppchen verschlechterte sich ihre Stimmung. Sie wurden angespannt und nervös oder erlebten sogar einen Anflug von Angst, Scham und Traurigkeit. Wie die Analyse der während des Essens erfragten Assoziationen ergab, wurden Nahrungen wie Salami und Schokolade als bedrohlich für die eigene Attraktivität erlebt, besonders von Frauen, die mit ihrer Figur unzufrieden waren. Hochkalorische Nahrung löst nicht nur ein starkes Verlangen aus, sondern auch negative Gefühle. Sie sind anziehend und bedrohlich zugleich.[5] Das moderne Schlankheitsideal bildet gleichsam den Nährboden für Essstörungen. Sie entwickeln sich jedoch erst, wenn weitere Einflüsse hinzukommen.

Wie Magersucht und Bulimie entstehen

Zu Beginn des 20. Jahrhunderts lebte in Prag ein dünner Mann mit blassem Gesicht und hohen Wangenknochen. Er litt unter Einsamkeit und einer unerfüllten Sehnsucht nach Anerkennung, hatte Konflikte mit den Eltern und Probleme mit der Sexualität. Seine Ernährung war asketisch, er nahm weder Fleisch noch Alkohol zu sich, fantasierte aber über Fressorgien. Seinen Lebensunterhalt verdiente er als Versicherungsangestellter. Daneben schrieb er Erzählungen und Romane, die heute zu den großen Werken der Literatur gezählt werden. Das Thema Essen taucht darin allerdings entsprechend häufig auf.

In der Erzählung »Der Hungerkünstler« beschrieb Franz Kafka einen Mann, der, in einem Käfig zur Schau gestellt, hungert. Für ihn ist Hungern »die leichteste Sache der Welt«. Als man den Käfig öffnet und ihm Nahrung anbietet, fühlt er sich zutiefst missverstanden. Es fehlte ihm nicht an Nahrung, er war »gar nicht vom Hungern so sehr abgemagert, (…) sondern aus Unzufriedenheit mit sich selbst«[6].

Experten, die sich mit Kafkas Leben befassten, sind sich darin einig, dass er die Tragik des selbst auferlegten Hungerns nur deshalb so präzise beschrieb, weil er sie selbst erfahren hatte. Mit der Schilderung des Hungerkünstlers nahm er das heute gängige Konzept der Essstörungen vorweg. Die »Unzufriedenheit mit sich selbst« spielt darin eine zentrale Rolle.

Magersucht und Bulimie beginnen schleichend und gehen einher mit Erfahrungen in der Kindheit und Jugend oder im frühen Erwachsenenalter, wie sie auch für andere psychische Störungen typisch sind: sexueller Missbrauch, Vernachlässigung, überfürsorglicher Erziehungsstil, überhöhter Leistungsdruck oder subtile Belastungen, die auf den ersten Blick vielleicht gar nicht zu erkennen sind. Auch Fütterungsstörungen in der frühen Kindheit, Magen-Darm-Probleme, Streitigkeiten während der Mahlzeiten und eine gestörte Wahrnehmung körperlicher Empfindungen erhöhen das Risiko für Essstörungen.

Welcher Einfluss genau im konkreten Fall wirksam ist, das unterscheidet sich. Was alle Betroffenen vereint: Sie sind in ihrem Selbstwertgefühl erschüttert.[7] Wie Kafkas Hungerkünstler sind sie zutiefst unzufrieden mit sich selbst, sie haben Angst, nichts wert zu sein – und Angst ist eine überaus wirksame Emotion.

Martha kam sich wie vergessen vor. Sie hatte zwei ältere und zwei jüngere Geschwister und schien zwischen diesen zu verschwinden. Als im Sportunterricht ihr Lauftalent entdeckt wurde, begann sie ein hartes Training. Der Sport verschaffte ihr Beachtung. Die Familie, die Freunde, die ganze Stadt, alle waren stolz auf sie. Auf der Straße gratulierten ihr wildfremde Menschen zu ihren Erfolgen. Und so trainierte sie immer besessener und schränkte ihr Essverhalten noch strenger ein.

Je weiter die Kontrolle ging, desto sicherer fühlte sie sich. Zuerst schien ihr Körper nur noch aus Muskeln zu bestehen, dann verlor sie Kilo um Kilo, und schließlich schwanden auch die Muskeln. Längst hatte sich die Magersucht in ihr Leben geschlichen.

Auch Caroline, die wie beschrieben unter einer Bulimie litt, befürchtete, nichts wert zu sein. In ihrer Familie war der Alltag durch Geschäftliches bestimmt. Der Vater hatte ein erfolgreiches Reinigungsunternehmen aufgebaut und arbeitete bis weit in die Nacht. Die Mutter half ihm im Büro und führte den Haushalt. Für die Tochter blieb kaum Zeit. Stattdessen bekam sie Geschenke – eine teure Handtasche, Schmuck, ein elegantes Kleid. An ihrem achtzehnten Geburtstag stand ein Auto in der Garage. Als der Vater die Geschenke präsentierte, spürte sie, wie stolz er war, sich das alles leisten zu können. Im Grunde dachte er mehr an sich als an seine Tochter.

Caroline verinnerlichte das Erfolgsstreben der Eltern, hatte aber gleichzeitig das Gefühl, nicht erfolgreich genug zu sein. Über die Schulzeit sagte sie: »Ich wollte die Beste sein, war aber nur Durchschnitt – im Abitur hatte ich gerade mal eine Zwei. Beim Klavierspielen blieb ich nicht, ich war kein Wunderkind.« Und so litt sie auch im Studium unter ihren hochgesteckten Zielen. Die Prüfungsvorbereitungen waren eine Qual, denn sie wollte immer mit »sehr gut« bestehen. Sie schränkte das Essen ein, um wenigstens wegen ihres guten Aussehens zu glänzen, und geriet in den Fasten-fress-Zyklus der Bulimie.

Die Familie ist häufig der Brennpunkt der Verunsicherung. Psychotherapeuten beschreiben aufgrund klinischer Beobachtungen eine typische »essgestörte« Familie durch hohe moralische Standards, Überbehütung und übermäßige Kontrolle des Kindes, Konfliktvermeidung und einen hohen Grad an Ordnung, der bis zur Starrheit gehen kann.[8] Die Familien erscheinen nach außen hin »perfekt« und werden beneidet, ihr Innenleben ist häufig schwieriger, als es erscheint. Die Kinder fühlen sich nicht frei und können nur schwer ein Gefühl der eigenen Identität und Autonomie entwickeln. Gerade die Mädchen zweifeln nicht nur an ihren Fähigkeiten, sondern auch an ihrer äußeren Erscheinung, vielleicht auch an ihren Empfindungen. Sie befürchten, die Anforderungen in Schule, Studium oder Beruf nicht zu erfüllen, nicht attraktiv genug zu sein, um einen Partner zu finden, nicht interessant genug für Freunde. Sie leiden unter einem Mangel an Selbstvertrauen und erleben negative Gefühle – Angst, Enttäuschung, Verzweiflung, Ohnmacht.

Sobald sich die Selbstzweifel mit den Figurproblemen verknüpfen, verändert sich auch das Essverhalten. Die jungen Frauen – und immer häufiger auch Männer – machen Diäten. Die Einschränkung der Nahrungsaufnahme wirkt zunächst verstärkend, denn der Gewichtsverlust und das Gefühl der Kontrolle über das Essen steigern das Selbstwertgefühl. Eine Zeit lang fühlen sie sich besser, doch allmählich verkompliziert sich die Lage. Sie verlieren sich in der Kontrolle ihrer Essgewohnheiten und geraten allmählich in einen Ausnahmezustand.

Für den Körper fühlt sich die anhaltende Einschränkung beim Essen wie eine Katastrophe an, und er versucht, sich daran anzupassen und um jeden Preis zu überleben. Er produziert mehr Cortisol, Wachstumshormon und Melatonin und weniger weibliche Geschlechtshormone[9]. Er senkt Grundumsatz, Temperatur, Herzfrequenz und Blutdruck. Er tut alles, um die Aushungerung zu überleben. Das hat auch Einfluss auf die Psyche, die die Hungernden manchmal zu bizarrem Verhalten drängt.

Nach seiner Rückkehr aus der russischen Kriegsgefangenschaft beschrieb der Arzt Helmut Paul die Folgen des Hungerns, wie er sie in den Lagern beobachtet hatte, auch den »Kult des Hefeschlagens«. Als man den Gefangenen, weil keine andere Nahrung da war, eine Mischung aus Hefe und Wasser vorsetzte, bemerkten sie, dass sich beim Schütteln des Gefäßes Schaum bildete:

Der in 1/4 bis 1/2 Stunde fertig geschlagene Schnee wurde in ein besonderes Essgefäß gegeben und mit anderen Zutaten bestreut … Diese schöne Täuschung hatte … den Zweck, ein Völlegefühl hervorzurufen.

Die Hungernden gaben sich der Illusion hin, sich endlich wieder satt zu essen. Sie wurden geradezu euphorisch, auch wenn das Sättigungsgefühl nicht lange anhielt. Einige schienen nach der geschlagenen Hefe süchtig zu sein:

Sie konnten nicht einschlafen, wenn sie nicht eine oder besser noch zwei Hefeportionen geschlagen und verzehrt hatten.[10]

Patientinnen mit Essstörungen verhalten sich ähnlich. Martha durchstreifte die Innenstadt und blieb lange vor den Schaufenstern der Konditoreien stehen. Sie ging in Supermärkte, lud Süßigkeiten in den Einkaufswagen und legte sie dann ins Regal zurück. Sie blätterte wieder und wieder in Kochbüchern, studierte Rezepte und bekochte die Familie. Während des Essens saß sie bei den anderen und genoss deren Komplimente, nahm selbst aber nur Kostproben. Sie redete sich ein, gar nicht hungrig zu sein – und dachte dennoch den ganzen Tag ans Essen. Andere Patientinnen horten Nahrung, nur um sie zu betrachten, zu betasten und zu beriechen und so ihren Hunger zu beruhigen.

Aber oft wird das Verlangen nach Nahrung so drängend, dass es sich nicht mehr beruhigen lässt. Es kommt zu Essanfällen, die durch Ärger, depressive Verstimmungen, Einsamkeit, Scham und Verzweiflung ausgelöst werden. Sie beseitigen kurzfristig den Hunger und drängen die negativen Gefühle vorübergehend in den Hintergrund, doch letzten Endes verschärfen sie die Problematik. Nach einem Essanfall fühlen sich die Betroffenen schuldig und machen sich Vorwürfe, wieder ihrem Verlangen nachgegeben zu haben. Sie durchleben ein zehrendes Auf und Ab der Stimmung und wilde Fahrten auf der Gefühlsachterbahn.

Emotionen spielen im gesamten Verlauf einer Magersucht und Bulimie eine entscheidende Rolle.

Es beginnt mit der Angst, zu dick und nichts wert zu sein. Die Unsicherheit mit sich selbst ist mit einem Gefühl der Enttäusching und depressiven Verstimmung verbunden, die durch das fortlaufende Hungern noch verstärkt werden. Die Essanfälle machen die negativen Gefühle zu-

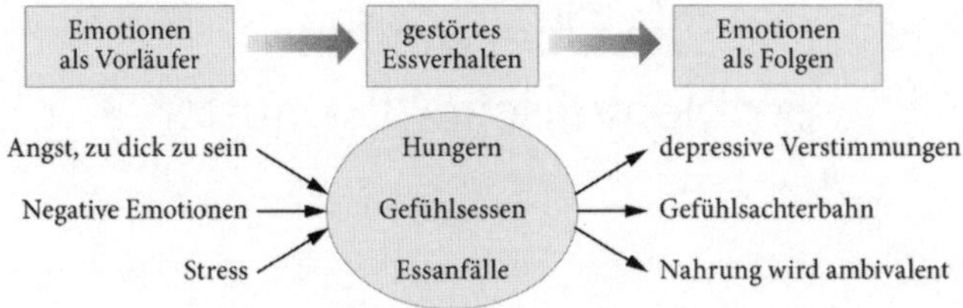

Abbildung 13: Emotionen als Vorläufer und Folgen gestörten Essverhaltens

nächst erträglich, doch langfristig verstärken sich Ärger, Scham, Ekel, Verzweiflung und Traurigkeit.

Das gestörte Essverhalten verändert gleichzeitig den eigenen Wert und die subjektive Bedeutung des Essens. Nahrung wird ambivalent, sie löst positive und negative Gefühle aus, ist Belohnung und Bedrohung zugleich, und das wird oft schon lange vor dem Auftauchen der Erkrankung sichtbar. Meist kommen mehrere emotionale Probleme zusammen und diese belastenden Emotionen gehen einer Essstörung voraus und werden im Verlauf der Erkrankung durch das gestörte Essverhalten noch verstärkt.

Wie aber kann man dem Teufelskreis aus mangelndem Selbstwertgefühl, eingeschränkter Nahrungsaufnahme, Essanfällen und Selbstekel entkommen? Essstörungen lassen sich nur dann überwinden, wenn die zugrunde liegenden emotionalen Verwirrungen gelöst werden – und das ist zum Glück auch möglich.

Die Überwindung problematischer Essmuster

»Die Glückseligkeit ist nicht der Lohn der Tugend, sondern die Tugend selbst; und wir erfreuen uns ihrer nicht deshalb, weil wir die Lüste hemmen, sondern umgekehrt, weil wir uns jener erfreuen, darum sind wir imstande, die Lüste zu hemmen.«

Spinoza[1]

Menschen mit Bulimie sind im Fasten-fress-Zyklus gefangen. Magersüchtige hungern manchmal so stark, dass sie dem Tode nahe sind. Menschen mit einer Binge-Eating-Störung leiden unter Essanfällen und Übergewicht. Können sie lernen, wieder anders zu essen? Wie lassen sich problematische Essmuster überwinden?

Lena, eine kleine Frau Anfang vierzig, roch zuerst den Duft von Bratwurst, gebackenem Fisch und Pfannkuchen, als sie die Bahnhofshalle betrat, und spürte sofort das Ziehen im Bauch. Die Menschen liefen hektisch durcheinander, und sie schlich an den Imbissbuden vorbei und versuchte, sich zu beherrschen. Im Zug aß sie ein Vollkornbrötchen und sah gedankenverloren zum Fenster hinaus. Über den Feldern lag Dunst, der Sommer ging zu Ende. Im Fenster entdeckte sie ihr Spiegelbild, die kurzen, früh ergrauten Haare, die etwas zu große Hornbrille, das schlichte Halstuch, die dunkle Bluse. »Graue Maus«, dachte sie, »allein, dass ich dick bin, fällt ins Auge.«

Wenig später aß sie mit ihrem Mann zu Abend, Bratkartoffeln, Spiegeleier und Salat. Nach dem Essen sahen sie fern, es wurde eine Krankenhausserie gezeigt. Die Katze lag auf ihrem Schoß und schnurrte. Dann gingen sie zu Bett und lasen, bis sie schläfrig wurden. Doch nachdem sie das Licht ausgeschaltet hatte, war sie plötzlich wieder wach und blickte durch das offene Fenster in die Dunkelheit. Aus dem nahe gelegenen Wald erklang der Ruf eines Käuzchens. Die kühle Nachtluft strich ihr über das Gesicht, und eine Weile hing sie ihren Sorgen nach. Ihr Mann litt unter Herzproblemen, sie selbst an Diabetes. Sie dachte über die Zukunft nach und stellte sich vor, was sie im Ruhestand alles tun könnte, dachte an Garten, Urlaub und Kirchenchor. Im nächsten Moment erschrak sie über ihre Fantasien. Hatte sie mit ihrer Gegenwart schon abgeschlossen? Sie arbeitete bei einem Unternehmensberater. Was geschah mit ihr während all der Stunden, die sie mit Meetings, Telefonaten und Präsentationen verbrachte? Sie leistete gute Arbeit und wurde angemessen bezahlt, doch in Momenten wie diesen fragte sie sich: Warum das alles?

Gegen Mitternacht erwachte sie, schlich in die Küche zur Schublade mit den Süßigkeiten und aß den gesamten Vorrat auf. Der süße Geschmack, das zunehmende Völlegefühl und die Wärme, die sich allmählich in ihr ausbreitete, trugen sie in eine andere Welt. Sie aß und sah zum Fenster hinaus. Der Himmel war schwarz und kam ihr unendlich vor, er schien alles in sich aufzunehmen. Wieder hörte sie den Ruf des Käuzchens. Sie aß, bis sie nicht mehr konnte.

Am Morgen fühlte sie sich wie erschlagen. Die Blutzuckerwerte waren eine Katastrophe. Sie ging zum Arzt, der sie krankschrieb, und dann in den Supermarkt. Zu Hause legte sie den Einkauf auf den Küchentisch: Kekse, Schokolade, Brötchen, Wurst und Schinken. Der nächtliche Essanfall hatte ihre Gier entfacht. Ihre Hände zitterten, als sie nach der Schokolade griff, es gelang ihr kaum, die Verpackung zu entfernen. Sie biss hinein wie in eine Scheibe Brot, als ob sie tagelang nichts gegessen hätte. Sie aß wie in Trance. Dann lag sie bis zum Abend vor dem Fernseher.

Lena hatte schon in der Kindheit viel gegessen. Als sie sechzehn war, wurde »Altersdiabetes« festgestellt, und sie wurde zum ersten Mal in einer Klinik auf Diät gesetzt. Und so begann ein langer Kampf. Die Eltern waren verzweifelt, die Ärzte verschrieben Appetitzügler, Opiatblocker, Hormonpräparate und Diäten. Lena nahm ab und wieder zu. Nach dem Abitur kam der zweite Klinikaufenthalt, später ein dritter, vierter, fünfter und sechster. Lena nahm ab und wieder zu. Im Studium wurde alles nur schlimmer, sie überbrückte ihre Einsamkeit und verdrängte ihre Prüfungsangst durch Essen. Bald wog sie hundertdreißig Kilo. Sie schloss das Studium mit sehr guten Noten ab und war im Beruf erfolgreich, aber das Essproblem blieb und mit ihm die verzweifelten Versuche, damit fertigzuwerden. Sie entwarf Esspläne, legte fest, was, wie viel und wann sie essen wollte. Sie nahm ab und wieder zu. Sie scheiterte an ihren Diäten, an den Vorsätzen, nach festen Regeln zu essen. Sie konsultierte Ernährungsberater und Fitnessexperten, machte Fastenkuren in einer Privatklinik, nahm ab und wieder zu. War es überhaupt möglich, das Essverhalten dauerhaft zu verändern? Oder war Fettleibigkeit ihr Schicksal? »Wie kann ich den Schalter umlegen und meine Gier beherrschen?«, fragte sie verzweifelt ihr Spiegelbild.

Etwas Ordnung ins Essen bringen

Exzessive Gefühlsesser wie Lena können die Essanfälle nur dann überwinden, wenn sie einen besseren Umgang mit belastenden Emotionen erlernen. Um das zu erreichen, ist eine Behandlung notwendig, die mehrere Schritte umfasst. Sie beginnt am besten ganz pragmatisch.

Zum Glück hilft es vielen Patientinnen, wenn sie lernen, ihr Essverhalten wieder etwas zu ordnen – soweit das möglich ist – und wieder regelmäßig und in angemessenen Mengen zu essen. Wenn das Essen mehr Struktur bekommt, werden arge Mangelzustände beseitigt, und der Organismus, der durch Hungern oder übermäßiges Essen durcheinandergeraten ist, wird beruhigt. Damit lassen sich indirekt zudem die Essanfälle besser kontrollieren, weil der vom Körper ausgelöste Heißhunger berechenbarer wird. In einigen Fällen ist es hilfreich, sich in einer Klinik behandeln zu lassen, auch um aus dem häuslichen Umfeld einmal herauszukommen, das die eigenen Probleme verstärken kann.

Auch Lena ließ sich erneut einige Wochen in einer Klinik behandeln, wo sie ein Ernährungs- und Bewegungsprogramm absolvierte und nach Plan aß – weder zu viel noch zu wenig und hauptsächlich Obst, Gemüse und Vollkornprodukte. Nach dem Klinikaufenthalt war sie um fünfzehn Kilo leichter und emotional wieder im Gleichgewicht. Die Arbeit ging ihr gut von der Hand. Im Umgang mit den Kunden war sie geduldig. Wenn sich die Aufgaben häuften, blieb sie ruhig. Sie hatte ihren Stress und das Essverhalten unter Kontrolle.

Als sie jedoch an einem Abend im Dezember nach der Arbeit zum Bahnhof ging, geriet sie in Schwierigkeiten, ohne zu ahnen, wodurch. Vielleicht war es eine Schneeflocke. Die Luft war frisch. Sie nahm einen tiefen Atemzug und bemerkte im Schein der Straßenlaternen die ersten Schneekristalle, die glitzernd auf den Boden sanken und sofort schmolzen. Vor dem Schaufenster des Supermarkts spürte sie wieder dieses Ziehen im Bauch.

Sie betrat den Supermarkt, ging zum Regal mit den Süßigkeiten und griff mechanisch nach einer Tafel »Cappuccino Vollmilch«, die Großpackung mit dicken Rippen, zweihundert Gramm. Draußen brach sie die Tafel knackend in Stücke, steckte sie in die Manteltasche und aß Stück um Stück auf dem Weg zum Bahnhof. Auf dem Bahnhofsvorplatz war alles gegessen. Sie kaufte einen Döner, den sie im Zug verspeiste. Eine Stimme in ihr flüsterte: »Warum solltest du auf die Fressorgien verzichten? Dir wird für immer etwas fehlen!« Zum Abendessen gab es Spaghetti mit Hackfleischsoße. Auf der Couch vor dem Fernseher aß sie Kekse.

In den folgenden Wochen brachen die Dämme. Der Heißhunger nahm von ihr Besitz, wann immer sich die Gelegenheit dazu bot. Bei der Arbeit am Schreibtisch aß sie Schokolade und Gummibärchen. Nach dem Mittagessen nahm sie einen zweiten Nachtisch, zum Kaffee drei Stück Kuchen. Auf der Betriebsfeier ging sie mehrmals zum Buffet, häufte den Teller und nahm an einem anderen Tisch Platz, um mit ihrer Gier nicht aufzufallen. »Mein Drang zu essen, ist stärker als je, die Mechanismen sind in mir drin und brechen, wann immer es geht, aus mir heraus.«

Die Selbststeuerung des Essverhaltens

Es ist schwierig, über längere Zeit nach neuen Regeln zu essen, und wenn sie noch so sinnvoll sind. Zu Beginn des Veränderungsprozesses kann es helfen, wieder regelmäßig zu essen, etwa mit drei bis fünf Mahlzeiten täglich, und sich dabei gesund und vielseitig zu ernähren. Eine solche Struktur beruhigt das gestörte Essverhalten, reicht aber zur Überwindung problematischer Essmuster allein nicht aus. Tief sitzende Essgewohnheiten werden unbewusst – eben aus den Tiefen – des Körpers und des Gehirns gesteuert und lassen sich durch Regeln und Pläne allein nicht verändern.

Einige Zeit gelingt es, anders zu essen, aber die alten Essmuster tauchen gerade dann wieder auf, wenn wir meinen, sie überwunden zu haben. Sogar nach einer erfolgreichen Behandlung treten bei mindestens einem Drittel essgestörter Patientinnen wieder Essprobleme auf. Ähnliches geschieht immer wieder, wenn wir versuchen, abzunehmen oder uns gesünder zu ernähren. Wir informieren uns über die Grundsätze gesunder Ernährung und versuchen zum Beispiel, mehr pflanzliche Nahrung und Vollkornprodukte zu essen, weniger Zucker und Fett. Doch obwohl wir den Körper ausreichend mit Nährstoffen versorgen, entsteht ein Gefühl des Mangels. Etwas in uns verlangt nach der Nahrung, die wir schon immer gerne gegessen haben.

Hinzu kommt, dass das Bemühen, die Regeln einzuhalten, ständig durch äußere Einflüsse gestört wird: durch Nahrungsreize von außen, durch Gefühle und Gedanken, durch das Verhalten anderer Personen. Nicht von ungefähr kehren die meisten Teilnehmer von Abnehmprogrammen einige Zeit nach der Gewichtsabnahme wieder zu ihrem Ausgangsgewicht zurück oder überschreiten es sogar: der bekannte Jo-Jo-Effekt.[2]

Wie aber können wir dann problematische Essmuster überwinden? Wie können wir die neue Ess-Struktur langfristig etablieren, ohne immer wieder von einem Gefühl des Mangels heimgesucht zu werden?

Wir müssen an der Fertigkeit arbeiten, unser Essverhalten, »von innen« zu steuern, nicht nur durch äußere Regeln. Dazu müssen die erlebten Essbedürfnisse und unsere Ziele aufeinander abgestimmt werden – und das ist alles andere als leicht. Die Selbststeuerung unseres Essverhaltens erfordert verschiedene Fertigkeiten, die von den persönlichen Möglichkeiten, den Umständen und dem angestrebten Ziel abhängen.

Zu diesen Fertigkeiten gehört die Selbstbeobachtung. Sie bildet die Grundlage einer dauerhaften Verhaltensänderung und hat in der Psychotherapie allgemein einen hohen Stellenwert, auch in der Behandlung von Essstörungen.[3]

Die Patientinnen protokollieren, wann und wie viel sie essen, welche Nahrung in welcher Situation, ob die Mahlzeit mit bestimmten Ereignissen, Gedanken oder Gefühlen verbunden war usw. Sie lenken ihre Aufmerksamkeit nicht nur auf äußere Anlässe, die sie zum Essen anregen, sondern auf eigene Gefühle und Stimmungen. Das fällt nicht auf Anhieb leicht, aber mit einiger Übung lässt sich die Wahrnehmung des eigenen Erlebens verbessern. Die Teilnehmer an solchen Programmen lernen, andere körperliche Empfindungen vom Hungergefühl zu trennen, und trainieren dies. Dann wird deutlich, wann der Wunsch zu essen eher von Gefühlen und Stress oder äußeren Ereignissen beeinflusst wird als von körperlichen Hungerempfindungen.

Zur Förderung der Selbstbeobachtung lassen sich Techniken anwenden, die der buddhistischen Meditationspraxis entnommen sind. Eine zentrale Übung ist dabei das aufmerksame, unvoreingenommene Beobachten gegenwärtiger Erfahrungen.

Lena erkannte durch ein Achtsamkeitstraining, dass sie Hungerempfindungen oft nicht von anderen körperlichen Reaktionen unterschied. Als sie aber bei einer Wahrnehmungsübung ihre Empfindungen in den verschiedenen Körperpartien betrachtete, geschah etwas Seltsames: Sie schlief ein, sobald sie die Aufmerksamkeit auf die Bauchregion richtete. Die anderen Körperpartien konnte sie ohne Schwierigkeiten betrachten, erreichte sie den Bauch, schlief sie ein. Als es ihr schließlich gelang, die gesamte Übung über wach zu bleiben, kam ihr der Bauch wie »ein riesiges Loch« vor, ein Loch, das sie mit einer ebenso riesigen Nahrungsmenge füllen musste, sobald sie die Übung beendet hatte. Sie schien beinahe jede Empfindung in der Bauchregion als Hunger zu interpretieren. Kein Wunder, dass sie sich so oft zum Essen getrieben fühlte.

Allmählich gelang es ihr jedoch, möglichst nur dann zu essen, wenn sie sich tatsächlich hungrig fühlte, weil sie die Hungersignale ihres Körpers besser erkannte. Nach einiger Zeit konnte sie auch besser spüren, wie sich während des Essens ein Sättigungsgefühl entfaltete, sodass sie die Mahlzeiten früher beendete. Schließlich bemerkte sie, wie empfindlich sie auf Nahrungsreize reagierte. Wenn ihr im Vorübergehen der Duft frisch gebackener Crêpes in die Nase stieg, wenn ihr die Arbeitskollegin selbst gebackenen Kuchen anbot, wenn sie wie zufällig einen Schokoriegel in der Schreibtischschublade entdeckte: Immer wenn sie auf wohlschmeckende Nahrung stieß, erlebte sie ein Verlangen danach.

Sie hatte offenbar eine besondere Empfänglichkeit für Nahrungsreize entwickelt, und diese hatte ihre Versuche, das Essverhalten zu verändern, schon oft sabotiert. Daher probierte sie, nicht mehr jedem Essimpuls nachzugeben, auch wenn das Essen noch so verlockend war. Nach einem Jahr der Therapie hatte sie weitere fünfzehn Kilo abgenommen und das niedrigste Gewicht seit zwanzig Jahren erreicht. Sie spürte in sich erstmals die Zuversicht, dass sie die Essstörung überwinden konnte.

Doch im Juli war die Hitze selbst noch in den Nächten drückend. Lena schlief kaum, und wenn sie endlich schlief, stachen die Mücken zu und rissen sie wieder aus dem Schlaf. Sie stand auf, besah sich die geröteten Stellen auf der Haut und begann zu kratzen. Sie bestrich die aufgekratzte Haut mit Salbe, doch in den Schlaf fand sie noch immer nicht. Irgendwann stand sie vor dem Kühlschrank.

Lenas Allheilmittel gegen Stress war Essen. Schon geringfügige Alltagsstressoren lösten in ihr den Wunsch nach Nahrung aus. Sie aß, um ein unangenehmes Telefonat hinauszuschieben und den Frust nach einem schwierigen Beratungsgespräch zu verarbeiten. Sie aß, um einen Konflikt mit einer Kollegin zu verdrängen oder um einen verregneten Sonntag zu überstehen. Sie aß, wenn sie den Zug verpasste und ihr die Hausarbeit über den Kopf wuchs. Sie aß nach einem Streit mit dem Ehemann, bei Menstruationsbeschwerden, Langeweile, Übelkeit oder wenn sie erkältet war. Manchmal genügte schon ein Mückenstich.

Und sie wusste, was sie tat: »Ich esse, um zu verdrängen, aufzuschieben, um mich der Verantwortung zu entziehen. Ich drücke alles Unangenehme mit Schokolade weg. Wenn ich vor dem Fernseher liege und esse, bin ich im süßen Niemandsland, und die bittere Wirklichkeit ist weit, weit weg.«

Lena konnte ihr problematisches Essverhalten nur dadurch überwinden, dass sie lernte, emotionalen Stress anders als durch Essen zu bewältigen. Wie aber sollte sie diesen Lernprozess in Gang setzen? Wie konnte sie lernen, mit belastenden Emotionen anders umzugehen?

Ein Training für Stress- und Frustesser

Wer häufig bei Stress zum Essen greift und diesen Automatismus überwinden will, der steht vor einem langwierigen Lernprozess, der wie in Lenas Fall häufig mit Rückschlägen einhergeht. Weniger schwer Betroffenen fällt das Umlernen zum Glück meist leichter. Durch ein Trainingsprogramm, das an der Universität Würzburg entwickelt wurde, erreichen Stress- und Frustesser oft schon nach zwei Monaten einen spürbaren Rückgang des problematischen Essverhaltens. Das Training setzt sich aus drei Elementen zusammen, die ich Ihnen hier gerne näher vorstellen möchte.[4]

Zuerst wird den Teilnehmern grundlegendes Wissen zum Essverhalten vermittelt: Welche Reize regen uns zum Essen an? Wie entstehen Hunger, Sättigung und Appetit? Was sind Essgefühle, und wozu sind sie da? Die Trainingsteilnehmer lernen auch, was Emotionen sind, warum wir sie erleben und wie man sie bewältigt. Je besser sie ihr

Essverhalten und ihre Gefühle verstehen, desto eher sind sie in der Lage, darauf einzuwirken.

Im zweiten Schritt erlernen sie Achtsamkeitsfertigkeiten, um die eigenen Essmuster und Gefühlsreaktionen besser zu erkennen. Sie beobachten, wodurch sie zum Essen angeregt werden, welche körperlichen Empfindungen sie dabei erleben, wie äußere Einflüsse, Hungergefühle und emotionaler Stress ihr Verlangen nach Nahrung steigern. Sie beobachten ihre Gefühle und Stimmungen.

Manchmal ist es schwierig, die Fertigkeit der achtsamen Selbstbeobachtung zu erlernen, gerade im Hinblick auf Gefühle wie Angst, Ärger und Traurigkeit. Es ist unangenehm, sich mit diesen Gefühlen zu konfrontieren, zumal wenn man sie ein Leben lang gerne vermieden hat. Außerdem sind sie flüchtig und verändern sich schnell. Hier kann es helfen, die Aufmerksamkeit auf einzelne Aspekte des Gefühlsgeschehens zu lenken: das erlebte Gefühl mit seinen körperlichen Auswirkungen, die Ereignisse und Bewertungen, die ihm vorausgehen, seine Wirkungen auf Denken und Handeln.

Wenn ich abends müde nach Hause komme, vielleicht auch etwas frustriert, bemerke ich vielleicht, dass ein unterschwelliger Ärger in mir arbeitet, der meinen Körper, die Kiefermuskeln, die Stirn in Spannung versetzt. Es hat wohl mit einer abfälligen Bemerkung meines Arbeitskollegen zu tun …

Die verbesserte Selbstbeobachtung ist, wie schon erwähnt, die Voraussetzung für eine erfolgreiche Veränderung. Sie lässt die Trainingsteilnehmer erkennen, in welchen Situationen sie durch emotionalen Stress zum Essen angeregt werden. Auf dieser Grundlage lernen sie im dritten Schritt, ihr Verlangen nach Nahrung besser zu kontrollieren, den Essimpuls auszuhalten, ohne ihm nachzugeben. Und schließlich lernen sie auch, neue Strategien im Umgang mit belastenden Emotionen anzuwenden.

Eine Kombination verschiedener Bewältigungsstrategien ist am besten. Immer aber ist es entscheidend, den belastenden Gefühlen nicht mehr zu entfliehen, sich nicht zu drücken oder ihnen auszuweichen, sondern sich ihnen anzunähern, sich mit ihnen zu arrangieren, ohne sie zu vermeiden.[5] Diese Annäherung führt oft schon zu einer ersten Veränderung, denn das Gefühl wird tatsächlich erträglicher, wenn wir ihm mit einer annehmenden Haltung begegnen. Dabei zählt nicht immer die Vernunft, wir alle haben in uns ein irrationales Element – und das wird häufig durch die vermiedene Emotion erkennbar. Auch das müssen wir lernen: dass wir irrational sein können.

Kurz gesagt: Stress- und Frustesser müssen vor allem drei Fertigkeiten erlernen, um das Essmuster zu durchbrechen: Sie sollten das stressbedingte Verlangen erkennen, es kontrollieren und belastende Gefühle anders als durch Essen bewältigen.

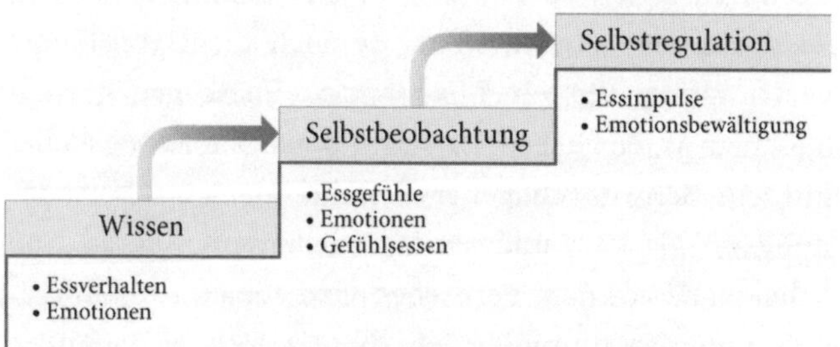

Abbildung 14: Zur Überwindung problematischer Formen des Gefühlsessens sind drei Schritte notwendig.

Nach diesen Prinzipien ging auch Lena vor. Sie versuchte, ihre stressbedingten Essimpulse zu zähmen, und entwickelte nach einigen Wochen die Fertigkeit, das Verlangen nach Nahrung auszuhalten, ohne gleich zu essen. Sie trat innerlich ein Stück zurück, und mit jedem Millimeter Abstand gewann sie etwas Spielraum. Sie lernte, das Verlangen zu spüren, ohne ihm nachzugeben.

Sie tat alles Mögliche, nur um nicht zu essen. Sie putzte und bügelte. Sie räumte den Schreibtisch auf. Sie ging spazieren oder badete. Sie telefonierte mit einer Freundin. Wenn sie unterwegs war, trug sie eine Karteikarte im Geldbeutel und brachte sich so in Erinnerung, was sie tun konnte, statt zu essen:

- Atme tief durch.
- Bete.
- Geh spazieren.
- Rufe deine Freundin an.

Mit der Zeit gelang es ihr, emotionale Belastungen anders als durch Essen zu bewältigen. Die Essanfälle wurden wieder etwas seltener, wenn sie auch nicht vollständig verschwanden. In einer schlechten Phase genügte ein bisschen Ärger über ihren Mann oder eine Arbeitskollegin, ein Berg ungebügelter Wäsche oder eine Verspannung im Nacken, und sie lag wieder mit Keksen und Schokolade vor dem Fernseher. Und sobald sie sich einmal zum Essen hinreißen ließ, steigerte sich ihr Verlangen erst recht. Es fiel ihr ungemein schwer, sich dauerhaft von den Essanfällen zu lösen. Das Essmuster saß tief. Es trat erst in den Hintergrund, als sie in der letzten Phase ihres Veränderungsprozesses ihre Selbstzweifel überwand.

In Lena steckte das Gefühl, unwichtig und unfähig zu sein, tief, es ging bis in die Knochen. Auf Familienfeiern war sie noch heute das kleine Mädchen, das nichts auf die Reihe brachte. Die großen Schwestern waren beruflich erfolgreich, sie hatten Geld und Kinder. Lena bekam nicht einmal ihren Diabetes in den Griff. Sobald die Selbstzweifel an ihr nagten, begann sie zu essen. Das Essen brachte Erleichterung, doch letzten Endes fühlte sie sich schlechter als zuvor. Sie machte sich Vorwürfe, weil sie immer wieder mit dem Versuch, normal zu essen, scheiterte, und sah sich in ihrem negativen Selbstbild bestätigt. Zeitweise verlor sie die Hoffnung, jemals gesund zu werden, und spielte mit dem Gedanken, aufzugeben.

Die Selbstzweifel lösten Essanfälle aus, und die Essanfälle verstärkten die Selbstzweifel. Lena konnte ihr problematisches Essmuster in dem Moment überwinden, als sie ihre Selbstzweifel überwand. Wie sie das genau gemacht hat?

Jeder hat ein Bild von sich, ein Selbstkonzept. Es wird durch Erfahrungen geprägt, vor allem in der Kindheit und Jugend. Wer sich häufig nicht beachtet oder abgewertet fühlt, wer Hänseleien ausgesetzt ist, wer Zuneigung nur dann erfährt, wenn er die geforderten Leistungen vollbringt, entwickelt schnell einen Mangel an Selbstvertrauen, der sich bis ins Erwachsenenalter fortsetzen kann. Erreicht die Nicht-Beachtung oder Abwertung ein stärkeres Ausmaß, erhöht sich das Risiko für spätere psychische Störungen.

Die Überwindung eines über die Maßen niedrigen Selbstwertgefühls spielt daher in der Behandlung der Essstörungen oft eine entscheidende Rolle. Dabei hilft es manchmal schon, die selbstbezogenen negativen Gedankenmuster zu beobachten und in ihrer Verzerrung zu erkennen.

Lena bemerkte, dass sie sich sogar dann negativ bewertete, wenn es dazu eigentlich keinen Anlass gab. Wurde sie von einer Arbeitskollegin kritisiert, erkannte sie sehr wohl, dass die Kritik nicht gerechtfertigt war – die Selbstzweifel tauchten dennoch auf. Erst allmählich fand sie Abstand, konnte den erwähnten Schritt zurücktreten und erkannte: Diese Gedanken, die wie selbstverständlich auftauchen, entsprechen nicht den Tatsachen.

Und damit öffnete sie Stück um Stück die Augen für ihre Stärken. Ein mühsamer Lernprozess, denn bei Stress kehrten die negativen Denkmuster und ihre Neigung, sich durch Essen zu beruhigen, zurück. Die Verknüpfung zwischen den Selbstzweifeln, der depressiven Stimmung und den Essanfällen ließ sich nicht einfach »beseitigen«. Lena musste lernen, damit zu leben und gelegentliche Ausrutscher zu tolerieren. Doch je öfter sie emotionale Belastungen anders als durch Essen bewältigte, desto größer wurde auch ihr Selbstvertrauen. Und je mehr ihr Selbstvertrauen wuchs, desto seltener nahmen die alten Essmuster von ihr Besitz.

Lena hat hart an sich gearbeitet. Sie hat ihr Essverhalten neu geordnet und die Wahrnehmung für Hunger und Sättigung geschärft. Sie hat erkannt, wie vielfältig ihre Essauslöser waren. Sie hat gelernt, Essimpulsen zu widerstehen und emotionalen Stress anders als durch Essen zu bewältigen. Sie hat abgenommen und dabei ein bewundernswertes Durchhaltevermögen gezeigt: Da sie häufig in das alte Essmuster zurückfiel, musste sie jedes Kilo *dreimal* abnehmen, um es endgültig loszuwerden. Aber sie kam auch mit Rückschlägen besser zurecht. Ihr Insulinbedarf ging zurück, Blutfett- und Blutdruckwerte normalisierten sich.

Solche Erfolgsgeschichten sind gar nicht so selten, über sie wird nur seltener berichtet. Vielleicht auch, weil es eben schwierig ist, die eigenen Essgewohnheiten dauerhaft zu verändern, gerade wenn sie die Ausprägung einer Essstörung erreichen. Mit der richtigen Anleitung und Beharrlichkeit ist es dennoch möglich.

Je weiter Lena das problematische Essmuster hinter sich ließ, desto spürbarer wurde die freundliche Seite des Essens. Irgendwann entdeckte sie einen neuen Weg, Schokolade zu essen, den sie so beschrieb: »Die Schokolade sieht einladend aus, sie glänzt und duftet nach Orange. Und dieser Duft wird noch intensiver, wenn ich ein Stück abbreche. An der Bruchkante kommen hauchdünne weiße Mandelsplitter zum Vorschein, und ich bemerke ein cremiges Aroma. Ich breche eine Hälfte in kleine Stücke, lasse das erste Stückchen auf der Zunge zergehen und schließe die Augen. Ein Hochgefühl steigt in mir auf. Nach sechs Stückchen lässt mein Verlangen nach. Ich kann kaum glauben, dass mir eine halbe Tafel genügt.«

Das Geheimnis des Genießens

»Die Lust verschwindet, wenn wir unsere Empfindung allzu oft sorgfältig aufzuklären suchen.«

Moses Mendelssohn[1]

»If one's life is simple, contentment has to come.«

Dalai Lama[2]

Was ist Essgenuss? Wie setzt er sich zusammen? Was sind seine Voraussetzungen? Wer nach den Gesetzen des Genießens sucht, begegnet auch seinen Mythen.

An der kalifornischen Küste saßen wir auf der Terrasse eines kleinen Cafés und blickten auf den Pazifik hinaus. Es duftete nach Eukalyptus, Pinien und Meerwasser. Draußen auf dem Meer tauchten kurz zwei Seelöwen auf. Ich aß ein Käsesandwich mit Salat, es schmeckte wunderbar. In Kansas City, Missouri, besuchten wir ein Restaurant in einem unscheinbaren Gebäude, das einer Kantine ähnelte. Das Essen wurde auf einem Plastiktablett an der Theke abgeholt. Die Speisekarte war überschaubar. Es gab gegrilltes Fleisch mit Bratkartoffeln, Pommes frites und Weizenbier, und es schmeckte unendlich gut. Die Menschen verließen den Ort mit glücklichen Gesichtern.

Auf Reisen nehmen wir alles in uns auf, und oft sind es unscheinbare, zufällige Situationen, die in Erinnerung bleiben. Vor Jahren stolperte ich in Florenz, in der Nähe des Doms, in ein Stehrestaurant und aß Tortellini. Die Sahne, die Schinkenstreifen und der geriebene Parmesan verströmten einen so wunderbaren Duft und hatten einen so angenehmen Geschmack, dass die Erinnerung daran bis heute meine Geschmacksnerven erregt. Am Ende einer Wanderung in den Tessiner Bergen aßen wir Rinderschmorbraten mit Polenta. War es die dunkle Soße, das intensive Aroma von Fleisch, Thymian und Rotwein, war es mein Hunger, der die Mahlzeit zum Genuss werden ließ? Einige Tage später pflückte ich eine reife Feige vom Baum und vermischte das von der Sonne noch warme Fruchtfleisch mit Joghurt. Habe ich jemals etwas Köstlicheres gegessen?

Was geschieht mit uns, wenn wir genießen? Was ist Essgenuss? Wie setzt sich diese Erfahrung zusammen? Welche Voraussetzungen liegen ihr zugrunde?

Die Anatomie der Genusserfahrung

Auf der Suche nach dem Kern des Genießens befragten wir eine Hausfrau, einen Bankkaufmann, einen Manager, eine Sekretärin, einen Lehrer, eine Büroangestellte, einen Wissenschaftler, eine Studentin und eine Schülerin. Die Hausfrau sagte: »Ich liebe Spaghetti, mit welcher Soße auch immer. Sie sollten aber auf keinen Fall zu weich sein. Und dazu gebratenes Gemüse mit Petersilie bestreut, das ist wichtig.« Die Sekretärin aß gerne »Obst, Salat und Gemüse«, auch Fleisch, allerdings nur dann, »wenn es in schönen, kleinen Portionen« serviert wurde. Die Schülerin aß »am liebsten etwas Festes«.

Jeder hatte eine andere Nahrung im Sinn. Salat mit Thunfisch, Entenbraten, Kaiserschmarrn, Spargel mit heißer Butter, neue Kartoffeln mit Kräuterquark, Krabben frisch vom Kutter oder Kirschen vom Baum.[3] Unser Lieblingsessen unterscheidet sich durch die Herkunft, in der Zusammensetzung, im Nährstoffgehalt, in der Art der Zubereitung. Ein gemeinsames objektives Merkmal ist nicht erkennbar.

Aber so verschieden die jeweiligen Lieblingsessen waren, so ähnlich war das Erleben des Essens selbst. Immer wurden Sinneserregungen beschrieben: das Betrachten, Riechen, Schmecken der Nahrung, ihre Textur und Konsistenz, die Temperaturschwankungen im Mund. »Ich genieße die Schärfe, den Naturgeschmack«, sagte der Bankkaufmann. Der Student: »Das Essen sollte vielseitig sein, damit verschiedene Geschmackseindrücke entstehen.« Die Sinneswahrnehmungen waren lustvoll, sie wurden von angenehmen Gefühlen begleitet: dem Gefühl der Befriedigung, Entspannung und Gelöstheit, dem wohltuenden Nachlassen des Hungers, der Freude beim Essen häufig in Gemeinschaft mit anderen.

Im Brockhaus wird Genuss als »angenehme Empfindung« beschrieben, »die bei der Befriedigung eines materiellen oder geistigen Bedürfnisses auftritt«. Aber die Lust ist nur ein Teil der Genusserfahrung. Schon die Herkunft der Wörter »Lust« und »Genießen« verdeutlicht den Unterschied: Lust wird auf das althochdeutsche »Neigung« zurückgeführt, das germanische Verb »genießen« hat die Wurzel »fangen, greifen«.[4] Genuss ist das Ergebnis zielgerichteter Aktivitäten. Das zeigen auch die Studien am Gehirn.

Wenn wir in eine Umarmung fallen, nach einer Wanderung den Durst stillen, am Strand spazieren gehen oder ein Gemälde von Rembrandt betrachten, immer wenn wir etwas Angenehmes erleben, geschieht im Gehirn etwa das Folgende: Zuerst werden die Sinneseindrücke in der Hirnrinde registriert, während eines verschwindend kurzen Augenblicks wahrscheinlich noch ohne jedes Gefühl. Doch gleich danach, wenn sich die Erregung in andere Gehirnregionen fortpflanzt, wird die Wahrnehmung in Lust getaucht.

Weit unter der Großhirnrinde, im Hirnstamm und anderen tiefen Regionen des Gehirns befinden sich Nervenansammlungen, die in der Evolution schon früh entstanden sind. Sie sitzen so tief, dass ihre Aktivierung nicht einmal ins Bewusstsein dringt. In ihnen steckt eine uralte Lust, viel älter als der Mensch. Sie signalisiert: Dieser Reiz ist nützlich, wende dich ihm zu. Später kamen höher liegende Strukturen ins Spiel: hedonische »Hotspots« gleich unter der Hirnrinde, jeweils nur ungefähr ein Kubikzentimeter Nervengewebe. Und noch etwas höher, im orbitofrontalen Cortex, werden die Sinneseindrücke eingeordnet und bewertet.

Für das Genießen sind die höheren Gehirnstrukturen entscheidend. Hier liegt der Ursprung der Aktivitäten, die aus der Lust einen Genuss entstehen lassen. Hier wird die biologisch verankerte, »alte« Lust gedanklich verarbeitet und mit Assoziationen und Erinnerungen angereichert, also mit Merkmalen der äußeren Situation verbunden: der weißen Tischdecke, dem schönen Besteck, den Menschen, mit denen wir essen.[5]

Das Nachdenken über die Gesetze des Genießens setzte verstärkt im 18. Jahrhundert ein, als es für immer größere Teile der Bevölkerung ausreichend Nahrung gab, für die höheren Schichten sogar im Überfluss. Mit der Fülle wandelte sich die Esskultur. Die Speisen wurden raffinierter und die Benimmregeln komplizierter. Man aß aufwendig zubereitete Gerichte, um den Genuss zu steigern oder den sozialen Status zu demonstrieren. »Gastrosophen«, wie der deutsche Schriftsteller Eugen von Vaerst, versuchten sich in geistreichen Überlegungen zum Essgenuss: »Der edle Schüler, der uns vertraut, nehme aus einer Olive den Kern und tue eine Sardelle an seinen Platz. Die so gefüllte Frucht komme in eine Leipziger Lerche, diese in eine Wachtel, diese in ein Rebhuhn, dies in einen Kapaun, dieser in einen Fasan, der in einen Truthahn, der sich in ein Schwein versteckt.« Nach dem Braten werfe man alles weg »bis auf das Zentrum, bis auf die Sardelle, welche die Quintessenz aller Elemente enthält.«[6]

Dass der höchste Genuss ausgefallene Nahrung und eine aufwendige Zubereitung voraussetzt, ist ein Mythos mit langer Tradition. Ich vermute, er ist heute noch weiter verbreitet als damals. Wahrscheinlich haben sich noch nie so viele Menschen so ausgiebig mit Fragen der Ernährung beschäftigt. In Zeitschriften, Fernsehsendungen und Foodblogs werden die neuesten Ernährungstrends angepriesen – vegane Ernährung, Paläodiät, Low Carb und viele andere. Und mit jedem neuen Trend werden auch neue Rezepte verbreitet, je raffinierter und ausgefallener, desto besser: Hähnchenbrust in Eisenkraut gedämpft mit Zimtsabayon und Zucchinispaghetti, gebratenes Kalbsbries im geräucherten Paprikafond mit weißem Bohnenpüree, thailändischer Wasserspinat mit frittiertem Ei und Zitronengras-Macadamia-Chili zu Proseccokutteln. Die Rezepte sind »zum Selbermachen« gedacht. Aber wir lesen sie in der Wochenendbeilage der Zeitung – und kochen sie nicht. Ihre Zubereitung ist zu kompliziert.

Dabei ist das Essen nicht einmal die entscheidende Zutat des Genießens. Im Jahre 1826, kurz vor seinem Tod, veröffentlichte der französische Richter Jean-Anthelme Brillat-Savarin ein Buch, das ihn unsterblich machte: die »Physiologie des Geschmacks«. Das Buch war, anders als sein Titel erwarten lässt, keine naturwissenschaftliche Abhandlung über Sinnesrezeptoren, Erregungsschwellen und Nervenverbindungen, sondern eine Sammlung von Anekdoten, Kochrezepten und Gedanken zum Essen.

Brillat-Savarin beschrieb die Zubereitung der verschiedensten Speisen, von Hühnersuppe über Pfannkuchen bis Schokolade. Er formulierte eine »Geschichte der Küche«, die in moderne Theorien zur Evolution des Menschen einging. Er erörterte die Gesetzmäßigkeiten der Verdauung, der Abmagerung und Fettleibigkeit und warnte vor den Gefahren des »gebrannten Wassers«. Vor allem aber unterschied er zwischen »Essvergnügen« und »Tafelfreuden«.

Unter *Essvergnügen* verstand er die »directe Empfindung eines Bedürfnisses, dem man genügt«, eine Empfindung, die »uns mit den Tieren gemein« sei, denn zu ihr bedarf es »nur des Hungers und dessen, was zu seiner Stillung nöthig ist«. Damit beschrieb er die biologisch alte Lust, die in den Tiefen des Gehirns entsteht. In den *Tafelfreuden* sah er dagegen die »reflectirte Empfindung, die aus verschiedenen Umständen der Thatsachen, der Oertlichkeit der Dinge und der Personen hervorgeht, die bei dem Mahle mitwirken«. Wer das Essen genießt, sich an der Tafel sitzend daran erfreut, erlebt mehr als blanke Lust, er verarbeitet sie gedanklich.

Natürlich beschrieb Brillat-Savarin auch die äußeren Bedingungen der Tafelfreuden: Der Speisesaal sollte hell sein, »das Tischzeug außerordentlich rein« und die Zimmertemperatur zwischen sechzehn und zwanzig Grad Celsius. Die Speisen dürften nicht zu zahlreich sein und müssten von den kräftigen zu den leichteren fortschreiten. Und »vor elf Uhr« sollte man nicht weggehen, aber um Mitternacht jeder »im Bette« sein.[7]

Die genussfreundliche Gestaltung der Esssituation wird durch individuelle Vorlieben und kulturelle Prägungen geformt. Aber – so viel wissen wir heute sicher – die Genusserfahrung selbst ist universell, wo auch immer sie sich bemerkbar macht, ob bei getrüffelten Wachteln in Blätterteig oder Pellkartoffeln mit Quark: Sie setzt sich aus positiven Gefühlsreaktionen und zielgerichteten, »reflectirten« Aktivitäten zusammen.

Warum wir beim Genießen denken müssen

Die angenehmen Empfindungen und Gefühle während des Essens sind die Grundlage der Genusserfahrung, doch diese entsteht erst durch zielgerichtete Aktivitäten. Wie sich in unseren Interviews zeigte, setzen die Aktivitäten des Genießens schon vor dem Essen ein. Wir stimmen uns ein: mit der Auswahl der Nahrung und ihrer Zubereitung, mit der Gestaltung der Esssituation. Vor allem aber bringen wir uns selbst in einen Zustand, der die Genusserfahrung vorbereitet, wenn wir zum Beispiel den Genuss in der Vorstellung vorwegnehmen oder darauf achten, ausreichend hungrig zu sein. Der Hunger schärft die sinnliche Wahrnehmung, und seine Befriedigung erzeugt Lust. Wie uns zum Beispiel eine Büroangestellte schilderte, achtete sie auf festliche Kleidung. Sie nahm sich Zeit und zog sich in aller Ruhe an. Vor dem Spiegel stehend nahm sie sich vor: »Das werde ich genießen vom Anfang bis zum Ende.«[8]

Später, am Tisch, richten wir die Aufmerksamkeit auf die sensorische Ereigniskette der Mahlzeit und versuchen, die Sinneseindrücke durch verschiedene Techniken zu steigern, oft nicht einmal bewusst. Wir dämmen störende Einflüsse, rauchen nicht bei Tisch, verzichten auf Parfüm, schalten Smartphone und Fernseher aus. Wir verlangsamen das Essverhalten, um alle sensorischen Nuancen aufzunehmen.

Die äußere Gestaltung der Mahlzeit kann die Sinneserregungen durch das Essen weiter verstärken. Im gehobenen Restaurant wird das Essen unter einer Haube serviert, nicht nur um es warm zu halten, sondern um es wie ein Geheimnis zu verhüllen, das im geeigneten Moment gelüftet wird. Das gespannte Warten auf diesen Augenblick und das Überraschungsmoment verstärken die sinnliche Wirkung des Essens. Die Abfolge der Speisen ist auf sensorische Kontraste angelegt, sie steigern die Aufmerksamkeit. Auf die leichte Suppe folgt die schwere Hauptspeise, auf diese das süße Dessert. Die von mir oben beschriebene Praline war so »konstruiert«, dass man hinter dem Schokoladenüberzug und der süßen Buttercreme auf einen kontrastierenden, fruchtig-säuerlichen Kern stieß. Kontrasteffekte werden sogar durch Nahrungsmittel ausgelöst, die zunächst Abwehr erzeugen, etwa Innereien. Wir kennen diesen Effekt aus anderen Zusammenhängen: Bei einer oft angewendeten Entspannungstechnik wird die Muskulatur zunächst angespannt, um daraufhin umso besser in die Entspannung zu kommen. Hier steigert das Umkippen der anfänglichen Abwehr in die lustvolle Empfindung den Genuss.

Zu den vorbereitenden Aktivitäten und der sinnlichen Gestaltung der Mahlzeit kommt der soziale Kontext des Essens. Das Genusserlebnis hat oft mit anderen Menschen zu tun. Auch hier möchte ich Ihnen ein Beispiel geben. So erzählte eine zweiundfünfzigjährige Frau im Interview: »Zu Hause gab es keine großen Gerichte, weil meine Eltern sehr sparen mussten. Und [mein Lieblingsessen] war auch kein großes Gericht, sondern das war einfach Pickert, ein ausgebackener Hefeteig mit Rosinen. Da wir eine große Familie waren, gab es einen Teller voll, mit bestimmt fünfzehn Pickert übereinander, dazu Marmelade. Dann haben wir uns zusammengesetzt und gegessen, und wir Kinder haben das immer sehr genossen. Es war ein Festtag.«[9]

Schon die bloße Anwesenheit der anderen kann genügen, um den Genuss zu steigern, erst recht, wenn wir sie beim Genießen beobachten, wenn sie die angenehme Empfindung im Verhalten ausdrücken und darüber sprechen. Manchmal macht das Sprechen über Sinneseindrücke und Empfindungen auf diese erst aufmerksam, dann wieder steigert allein schon das »Mmmh« des Gegenübers das eigene Wohlbefinden.

Wir verfügen über ein umfangreiches Instrumentarium von Genusstechniken: Einstimmung, Verstärkung der Sinneseindrücke, soziale Anregung. Doch all diese Techniken bleiben wirkungslos ohne das Bewusstsein dafür, wie angenehm der Augenblick ist. Darin liegt, wie Brillat-Savarin erkannte, das Geheimnis des Genießens. Denn wir können die angenehmen Empfindungen erst dann würdigen oder steigern, wenn wir sie uns vergegenwärtigen.

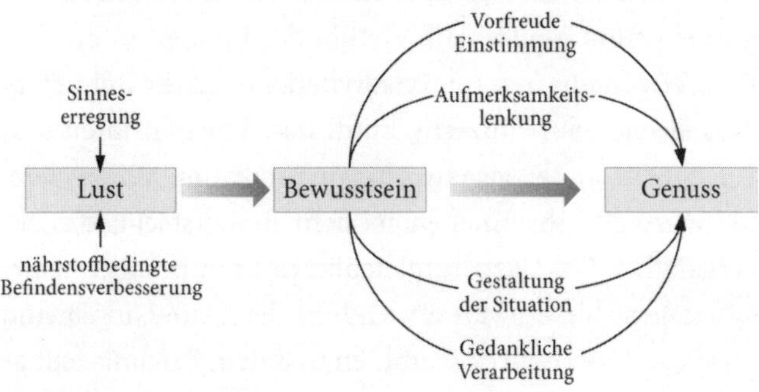

Abbildung 15: Essgenuss ist das Ergebnis biologisch verankerter Lust, des Bewusstseins für diese Lust und daraus folgender genussfördernder Aktivitäten.

In diesem Prozess der Vergegenwärtigung tauchen ganz selbstverständlich auch Erinnerungen auf. Wenn die Zweiundfünfzigjährige heute Pickert aß, dachte sie zwangsläufig an früher, und ihre Erinnerungen verschmolzen mit dem süß-fettigen Geschmack des ausgebackenen Hefeteigs, und so steigerte sich ihr Genuss. Durch eine Mischung aus Erinnerungen und dem Bewusstsein der Vergänglichkeit kann sogar eine »bittersüße« Erfahrung und ein Gefühl der Dankbarkeit in uns hervorgerufen werden. Die Gewissheit, es mit einem vorübergehenden Moment zu tun zu haben, lässt uns das Erlebte besonders würdigen: »Ich dachte daran, dass nichts ewig dauert und dass ich es gerade deshalb jetzt genieße.«[10]

Die Psychologen Fred Bryant und Joseph Veroff befragten Tausende von Personen, um herauszufinden, wie Menschen mit ihren angenehmen Erfahrungen umgehen, etwa mit dem Hochgefühl nach einer bestandenen Abschlussprüfung oder dem Gefühl der Freiheit in den Ferien. Wie in unseren Interviews berichteten die Befragten, dass sie sich auf sinnliche Eindrücke konzentrieren und versuchen, in der gegenwärtigen Erfahrung aufzugehen. Sie würdigen ihr Erleben in dem Bewusstsein, dass es vergänglich ist. Dazu vergleichen sie es mit anderen Erfahrungen. Sie erleben ein Gefühl der Dankbarkeit und lassen andere an ihren Gefühlen und dem Erlebnis teilhaben. So lassen sie das Angenehme nicht nur geschehen, sondern sie versuchen, es zu steigern.

Bryant und Veroff beobachteten auch, dass Genusserfahrungen nur unter bestimmten Voraussetzungen auftreten. Leistungsdruck und soziale Vergleiche erschweren den Genuss. Daraus lässt sich erahnen, dass Genusserfahrungen wahrscheinlich seltener sind, als es aufgrund des weit verbreiteten Genussbedürfnisses zu erwarten wäre. Das Leben in der Leistungsgesellschaft ist durch Stress und Konkurrenz gekennzeichnet. Genießen hat darin wenig Platz, oft nur am Wochenende oder im Urlaub, und wird zusätzlich durch den Erwartungsdruck und die Anstrengung erschwert, jetzt unbedingt genießen zu müssen. Noch schwieriger ist Genießen für Menschen, die unter Depressionen oder an anderen psychischen Störungen leiden. Sie sind von ihren Beschwerden so eingenommen, dass sie sich sinnlichen Eindrücken kaum zuwenden können.

Aber Genießen ist eine Fertigkeit, die sich erlernen lässt, und das ist, gerade wenn es ums Essen geht, sinnvoll. Denn genussorientiertes Essen steigert die Lebenszufriedenheit, vermindert die Tendenz, übermäßig zu essen, und wirkt der Entwicklung von Essstörungen entgegen.[11]

Psychotherapeuten haben daher Trainingsprogramme zur Steigerung angenehmer Erfahrungen entwickelt. In der »Kleinen Schule des Genießens« des Verhaltenstherapeuten Rainer Lutz wird durch zahlreiche Übungen die Aufmerksamkeit für Sinneseindrücke gesteigert und damit eine entscheidende Voraussetzung für das Genießen aufgebaut. Die Trainingsteilnehmer riechen Kaffee, Orangen, Kräuter und Zahnpasta. Sie betasten Watte, Holz und Seide. Sie schmecken Obst, Nüsse und Schokolade. Sie betrachten Blumen, Kerzenlicht und Fotos. Sie hören Klänge und Geräusche. Sie sammeln ihre Eindrücke, Erinnerungen und Assoziationen und tauschen sich darüber aus.[12]

Ist das Tor zum Genießen erst einmal aufgestoßen, verbessert sich die Stimmung oftmals erstaunlich schnell. In einer Feldstudie bat man Studenten täglich einen zwanzigminütigen Spaziergang zu machen: Eine Gruppe sollte sich bewusst den angenehmen Ereignissen und Erfahrungen zuwenden, denen sie begegneten, und wenn es nur ein sanfter Windhauch oder ein Sonnenstrahl war. Eine andere Gruppe erhielt keine speziellen Instruktionen. In der Genuss-Gruppe zeigte sich eine deutliche Verstärkung des Wohlbefindens. Auch hier lässt sich ein psychologisch bedeutsamer Effekt durch eine einfache Strategie erreichen, die wir alle in unser Leben aufnehmen können.[13]

Wenn Sie also das Essen genießen wollen, nehmen Sie sich Zeit und machen sich frei von jeder Form des Müssens. Achten Sie darauf, was in Ihnen geschieht. Erleben Sie etwas Angenehmes – und das ist beim Essen sehr wahrscheinlich –, würdigen Sie, wie angenehm genau dieser Augenblick ist. Sie öffnen die Sinne, achten auf die Sinneserregungen während des Essens und auf das wohltuende Nachlassen des Hungers. Sie können auch all die anderen Techniken der Genusssteigerung anwenden: Gestaltung der äußeren Situation, Zubereitung und Abfolge der Speisen usw. Aber letzten Endes ist nur eines entscheidend: das Vergegenwärtigen der angenehmen Erfahrung.

Aber Vorsicht: Zu viel Zielorientierung lässt den Genuss verschwinden. Er lässt sich nicht bis ins Letzte planen. Es gibt nicht den perfekten Genuss, den perfekten Moment – und er lässt sich schon gar nicht künstlich herstellen.

In einem gehobenen Restaurant beobachtete ich einen Gast, der den Küchenchef zu sich rief, um sich über das Glas zu beschweren, in dem der Wein serviert wurde: es sei für die betreffende Rebsorte ungeeignet. Und so entwickelte sich eine ausufernde Diskussion …

Der Genuss bleibt aus, wenn man ihn allzu gewissenhaft vorbereitet oder sich zu sehr um ihn bemüht. Er entsteht nicht durch raffinierte Zubereitungstechniken und extravagante Nahrung. Allzu komplexe Formen der Esskultur steigern eher das soziale Prestige als den Genuss. Weder die äußeren Bedingungen noch die Nahrung müssen außergewöhnlich sein, damit Genuss entsteht. Der Schlüssel zum Genießen ist die bewusste Erfahrung des Angenehmen – und hierfür genügt manchmal schon ein Butterbrot.

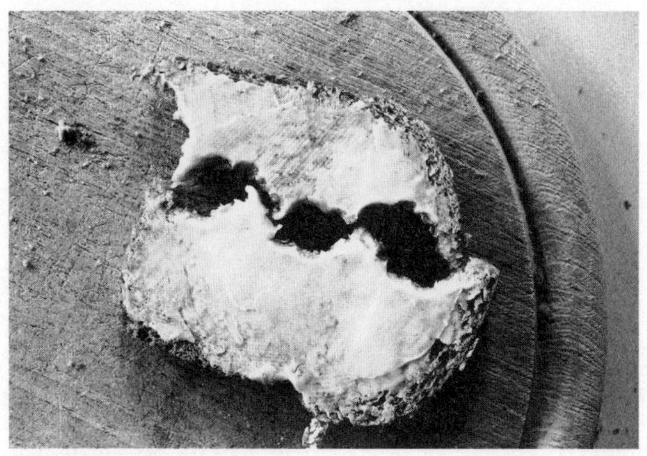

Abbildung 16: Genießen ist so einfach: Manchmal genügt schon ein Butterbrot.

Für jeden ist Genuss etwas anderes, lässt sich anders erreichen. Eine Studentin, die wir interviewten, beschrieb ein genussvolles Essen so: »Ich habe meinen Freund eingeladen, es gab Fischfilet, voll lecker, gebraten in Butter, oh, das war so gut! Und dazu hab ich noch Salat mit gebratenen Champignons gemacht, das war so köstlich, und Weißwein, so kühlen, in schönen großen Gläsern. Ich hab mich schön angezogen. Am Tisch waren Kerzen, alles so hergerichtet, mit Salatschüssel und schönen Tellern und Servietten … Dass man so isst und ab und zu so redet, dass es einfach angenehm dahinplätschert, reden und essen und reden und essen. Und danach noch etwas Schönes, spazieren gehen oder so, oder einfach genießen, dass man so satt und zufrieden ist.«[14]

Zum Schluss: Eine kurze Anleitung zum Umgang mit Essgefühlen

»Wir füllten unsere Teller und gossen Speckfett
über unsere Zwiebacke und süßten den Kaffee.
Der Alte stopfte und kaute und kaute und schluckte und sprach:
›Gott der Allmächtige, ist das gut!‹«

John Steinbeck[1]

»Wenn wir essen, sollten wir essen
und präsent sein.«

Willigis Jäger[2]

Angesichts ihrer existenziellen Bedeutung ist es nicht erstaunlich, dass die Nahrungsaufnahme für uns Menschen mit starken Gefühlen verknüpft ist. Schließlich werden Gefühle immer dann ausgelöst, wenn etwas geschieht, was für unser Wohlergehen von Bedeutung ist. Sie helfen uns, die Anforderungen des Lebens zu bewältigen. Und deshalb erleben wir Gefühle auch in Bezug auf das Essen: Sie entstehen durch Schwankungen der Nährstoffverfügbarkeit im Körper und durch die Sinneseindrücke während des Essens. Wir werden hungrig, sobald sich ein Nährstoffmangel ankündigt, und erleben Lust oder Widerwillen, wenn wir Nahrung sehen, riechen und schmecken. Diese Essgefühle steuern unsere Nahrungsaufnahme, den Beginn und das Ende einer Mahlzeit und natürlich auch die Auswahl dessen, was wir essen.

Aber die Verflechtung von Essen und Gefühl reicht noch weiter. Auch Emotionen, die in ihrem Ursprung nichts mit Nahrung zu tun haben – Angst, Ärger, Traurigkeit und Freude –, verändern das Essverhalten. Emotionen wie diese verleihen einer Mahlzeit eine dem Gefühl entsprechende Tönung. Sie steigern oder hemmen unser Bedürfnis zu essen – und daher können sie das Essverhalten auch zum Entgleisen bringen.

So essen viele Menschen, um über belastende Gefühle hinwegzukommen, und manchmal verselbstständigt sich die Gewohnheit, sich mit Nahrung zu besänftigen. Dann ist Essen das – oft aus Verzweiflung angewendete – Mittel zum Zweck, emotionale Krisen zu überstehen. Was lässt sich tun, wenn man sich dadurch belastet fühlt?

Der erste Schritt: Achten Sie auf Ihre Essgefühle …

Es ist im Grunde einfach: *Werden Sie sich des Kommens und Gehens Ihrer Gefühle bewusst, ohne sie beeinflussen zu wollen.* Achten Sie auf Ihr Hunger- und Sättigungsgefühl und all die anderen Essauslöser. Mit etwas Übung können Sie Ihr Verlangen nach Nahrung besser einordnen.

Beobachten Sie dabei auch die emotionalen Veränderungen, die das Essen in Ihnen auslöst. Was geht in Ihnen vor, wenn Sie etwas Köstliches sehen, riechen oder schmecken? Wenn Sie ein Stück Schokolade essen? Wenn Sie genießen? Allein schon dieses Beobachten ist hilfreich.

Der zweite Schritt:
… aber handeln Sie seltener danach

Vor allem zur Überwindung problematischer Formen des Gefühlsessens ist dieser zweite Schritt notwendig: *Achten Sie auf Ihre Essgefühle, und handeln Sie seltener danach.* Unterscheiden Sie, was Sie zum Essen drängt: Sind es körperliche Hungerempfindungen? Sehen Sie darin Merkmale der äußeren Situation gespiegelt? Oder belastende Emotionen?

Nach einiger Zeit werden Sie erkennen, wann Ihr Verlangen eher durch ein körperliches oder emotionales Bedürfnis angeregt wurde. Dann können Sie Wege finden, diesen Essimpulsen zu widerstehen und die emotionale Belastung anders als durch Essen zu bewältigen. Sie setzen einen Lernprozess in Gang, der wahrscheinlich etwas Beharrlichkeit erfordert, aber er wird Früchte tragen.

Der dritte Schritt:
Erlernen Sie neue Formen der Emotionsbewältigung

Für Stress- und Frustesser sind im Wesentlichen drei Schritte notwendig: die Essgefühle beobachten, das emotional ausgelöste Verlangen nach Nahrung bändigen und *neue Fertigkeiten der Emotionsbewältigung erlernen*. Dabei ist es entscheidend, belastenden Gefühlen nicht mehr auszuweichen, sondern sich mit ihnen auseinanderzusetzen.

Oft wird allein schon durch eine annehmende Haltung das Gefühl erträglicher. In jedem Fall lassen sich auf dieser Grundlage neue Wege im Umgang mit schwierigen

Emotionen erlernen, wenn zum Beispiel irrationale Bewertungen erkennbar werden, die ihnen zugrunde liegen. Wer seine Gefühle anders als durchs Essen bewältigen lernt, fällt nicht mehr so schnell in alte Muster zurück.

Doch nicht jeder, der sich für den Zusammenhang zwischen Gefühlen und Ernährung interessiert, benötigt eine solche Verhaltensänderung. Vielleicht sind Sie gar kein Gefühlsesser, befassen sich aber ausgiebig mit Ernährungsfragen und achten auf gesunde Ernährung. Vergessen Sie dabei aber nicht sich selbst und Ihre Essgefühle. *Allzu viel Nachdenken über das Essen kann die Gefühle beim Essen in den Hintergrund drängen.* Das kann die steuernde Wirkung der Hunger- und Sättigungssignale untergraben, die Sinnlichkeit des Essens. In extremer Ausprägung lässt sich dieser Verdrängungsprozess bei den Essstörungen beobachten, wenn der Zugang zur Gefühlswelt des Essens verloren geht.

Der Ausweg ist auch hier: in sich hineinzuhören, die eigenen Empfindungen und Gefühle in Bezug aufs Essen zu beobachten und das Essverhalten stärker daran auszurichten. Und wenn ein Ernährungsziel noch so vernünftig ist, es lässt sich nur erreichen, wenn es mit den Essgefühlen vereinbar ist: *Achten Sie auf Ihre Essgefühle, und handeln Sie häufiger danach.* Geben Sie Ihrem Appetit nach, so es sich tatsächlich um ein Hungergefühl und nicht um das Echo einer anderen Emotion handelt, und lassen Sie sich öfter zum Genuss verführen. Es lohnt sich.

Aber denken Sie daran: *Ratschläge und Regeln sind nur begrenzt wirksam.* Die Veränderung von Essgewohnheiten hat eine ganz eigene Dynamik, sie ist mit Rückschlägen und Wendungen verbunden, die sich in schriftlichen Anleitungen oder in Buchform nicht abbilden lassen. Der eigentlichen Herausforderung müssen Sie sich selbst stellen: der praktischen Umsetzung. Das menschliche Essverhalten ist nun einmal durch individuelle Erfahrungen, Vorlieben und Abneigungen geprägt. Jeder lebt in seiner eigenen Nahrungswelt, wie sie im Lauf seines Lebens gewachsen ist. Oft hilft ein Blick zurück in die Essgeschichte, den Ursprung unserer Essgewohnheiten zu erkennen. Und ein wenig zeigt er auch, woher wir kommen. Ich sehe manchmal schon beim Lesen des Wortes »Entenbraten« meine Mutter in der Schürze vor dem Herd stehen und nehme den Bratenduft wahr, der am Weihnachtstag das Haus erfüllte. Und dann habe ich wieder den gedeckten Tisch vor Augen, das Feiertagsgeschirr auf der gestärkten Tischdecke, und schmecke Knödel, Blaukraut und Braten. Denn dieses Essen war eine einzige Freude.

Dank

Im Rückblick sind es viele, die zur Entstehung dieses Buches beigetragen haben. Das begann mit der Betreuung meiner Dissertation durch Wilhelm Janke und setzte sich fort in den Diskussionen mit Heiner Ellgring und seiner Arbeitsgruppe, auch während der Round-Table-Treffen des »Consortium of European Researchers on Emotion« (CERE) in Paris mit Nico Frijda, Pio Ricci-Bitti, Bernard Rimé, Klaus Scherer, Marco Costa, Jochen Müller und vielen anderen. Dort wehte ein freier Geist, und um die Ecke gab es eine Chocolaterie. Heiner Ellgring half auch, den inhaltlichen Aufbau des Textes zu verbessern. Matthias Kunstmann nahm es auf sich, mehrere Versionen des Textes zu lesen und mit mir zu diskutieren, gerne auch beim Essen. David Booth hatte die Geduld, mir die Entstehung seiner Energiefluss-Theorie zu erläutern. Die Studenten meiner Seminare an der Universität Würzburg waren interessierte Zuhörer und Diskussionspartner. Lena Krug, Thea Ebert und Maren Funke unterstützten mich bei der Aufbereitung der Literatur. Meine Alexander-Lehrerin Uschi Hartberger lockerte mich immer wieder auf. Ursula Wallmeier fand sofort die Quelle des Mendelssohn-Zitats. Caroline Draeger überarbeitete sehr kompetent den Text. Und schließlich wäre ohne Barbara Wenner und Jürgen Bolz aus dem Manuskript niemals ein Buch geworden. Auch nicht ohne die Nachsicht meiner Frau. Ihnen allen danke ich von ganzem Herzen.

Michael Macht
Würzburg, im Frühjahr 2021

Anmerkungen

In den Falldarstellungen wurden Namen und andere Merkmale der Personen sowie ihre Lebensumstände verändert, um ihre Persönlichkeitsrechte zu wahren.

Das Gefühl isst mit

1 Rilke, Rainer Maria (2019, Original: 1929): Briefe an einen jungen Dichter. Insel-Verlag, Leipzig, S. 40–41.

2 Zum gesteigerten wissenschaftlichen Interesse am Thema »Essen und Emotion«: Die Suche zum Stichwort »emotional eating« im Social Sciences Citation Index für die Jahre 1945 bis 2005 ergibt 64 Arbeiten, für den Zeitraum 2006 bis 2015 sind es 481.

3 Die zwanghafte Fixierung auf Nahrungsmittel, die als gesund betrachtet werden, wird auch als Orthorexia nervosa bezeichnet: Strahler, J. (2018): Orthorexia nervosa: ein Trend im Ernährungsverhalten oder ein psychisches Krankheitsbild? Aktuelle wissenschaftliche Erkenntnisse: Psychotherapeutenjournal, 1, 20–26.

Die Suche nach dem Hungersignal

1 Brillat-Savarin, J. A. (1979; Original: 1826): Physiologie des Geschmacks. Insel-Verlag, Frankfurt am Main und Leipzig, S. 26.

2 Die Studie, bekannt als »Minnesota-Experiment«, ist in zwei umfangreichen Bänden zusammengefasst: Keys, A., Brozek, J., Hanschel, A., Mickelson, O., Taylor, H. L. (1950): The biology

of human starvation. Minneapolis: University of Minnesota Press.

Das erste Zitat stammt aus Kalm, L. M., Semba, R. D. (2005): They starved so that others be better fed: remembering Ancel Keys and the Minnesota Experiment. Journal of Nutrition, 135, 1347–1352, S. 1352, Übersetzung des Autors.

Das zweite Zitat: Lutteroth, J. (2014): US-Regierungsexperiment – sechs Monate in der Hungerhölle. http://www.spiegel.de/einestages/minnesota-hungerexperiment-1944-nahrungsmangel-fuer-die-forschung-a-958232.html.

3 Häusser, A., Maugg, G. 2011, S. 152.

4 Eine historische Darstellung der Hungerkatastrophen in der Geschichte der Menschheit findet sich bei Murton, B. (2000): Famine. In: Kiple, K. F., Ornelas, K. C. (Hg.): The Cambridge World History of Food, Vol. 2, S. 1411–1427. Cambridge: Cambridge University Press.

Zum Hungerwinter 1946/47: Häusser, A., Maugg, G. (2011): Hungerwinter. Deutschlands humanitäre Katastrophe 1946/47. Berlin: Ullstein. Die zitierte Beschreibung eines Betroffenen: S. 152.

Daten zum Hunger in der Welt: Welthungerhilfe. (2017). Hunger – Ausmass, Verbreitung, Ursachen. https://www.welthungerhilfe.de/fileadmin/pictures/publications/de/fact_sheets/topics/2016_factsheet_hunger.pdf.

Daten zur Mangelernährung in Deutschland heute: Pfeiffer, S., Oestreicher, E., Ritter, T. (2016): Hidden and neglected: Food poverty in the global north – the case of Germany. In: H.-K. Biesalski, Black, R.E. (Hg.): Hidden Hunger (S. 16–23). Basel: Karger.

5 Das Frühstücks-Experiment: Wardle, J. (1987): Hunger and satiety: a multidimensional assessment of response to caloric loads. Physiology & Behavior, 40, 577–582.

6 Die Selbstbeobachtungsdaten Walter Cannons sind folgender Arbeit entnommen: Cannon, W. B., Washburn, A. L. (1912): An explanation of hunger. American Journal of Phy-

siology, 29, 441–454, S. 444. Hier wird auch das Luftballon-Experiment beschrieben.

Zusammenfassende Darstellung von Cannons Arbeiten: Cannon, W. B. (1945): Der Weg eines Forschers. München: Hermann Rinn Verlag.

Die historischen Versuche, die Hungerempfindung physiologisch zu erklären, werden beschrieben von Rosenzweig, M. R. (1962): The Mechanisms of Hunger and Thirst. In: L. Postman (Hg.): Psychology in the Making. Histories of Selected Research Problems (S. 73–143). New York: Alfred A. Knopf.

7 Hoelzel, F. (1957): Dr. A. J. Carlson and the concept of hunger. American Journal of Clinical Nutrition, 5, 659–662.

8 Stunkard, A. J., Fox, S. (1971): The relationship of gastric motility and hunger: a summary of the evidence. Psychosomatic Medicine, 33, 123–134.

9 Die Studien zur Struktur der menschlichen Hungerempfindungen sind bis heute leider nicht sehr zahlreich. Wichtig sind folgende:

Monello, L. F., Mayer, J. (1967): Hunger and satiety sensations in men, women, boys and girls. American Journal of Clinical Nutrition, 20, 253–261.

Harris, A., Wardle, J. (1987): The feeling of hunger. British Journal of Clinical Psychology, 26, 153–154.

Friedman, M. I., Ulrich, P., Mattes, R. D. (1999): A figurative measure of subjective hunger sensations Appetite, 32, 395–404.

10 Die verschiedenen monofaktoriellen physiologischen Hungermodelle werden verständlich dargestellt bei Balagura, S. (1973): Hunger: a biopsychological analysis. New York: Basic Books, und Toates, F. M. (1980): Animal behaviour: a systems approach. Chichester: John Wiley & Sons.

11 Booth, D. A. (1972): Postabsorptively induced suppression of appetite and the energostatic control of feding. Physiology & Behavior, 9, 199–202.

12 Persönliche Mitteilung von David Booth, 06.05.2015.

13 David Booths Darstellung des Energiefluss-Modells ist jedem zu empfehlen, der sich mit der Physiologie des Essverhaltens näher befassen will: Booth, D. A. (1976): Approaches to feeding control. In: T. Silverstone (Hg.): Appetite and food intake (S. 418–478). Berlin: Abakon; siehe auch: Booth, D. A. (1978): Prediction of Feeding Behaviour from Energy Flows in the Rat. In: D. A. Booth (Hg.): Hunger Models (S. 227–278). London: Academic Press.

14 Die vor einer Mahlzeit ausgelösten physiologischen Reaktionen wurden zum Beispiel untersucht von Nederkoorn, C., Smulders, F. T. Y., Jansen, A. (2000): Cephalic phase responses, craving and food intake in normal subjects. Appetite, 35, 45–55.

Die zwei Gesichter des Essverhaltens

1 Hemingway, E. (1999): Paris – ein Fest fürs Leben. Rowohlt Taschenbuch Verlag, Reinbek bei Hamburg, S. 60.

2 Der Fall der Buchhalterin wird berichtet von Reeves, A. G., Plum, F. (1969): Hyperphagia, rage, and dementia accompanying a ventromedial hypothalamic neoplasm. Archives of Neurology, 20, 616–624.
Fressverhalten von Ratten nach Zerstörung des ventromedialen Hypothalamus: Hetherington, A. W., Ranson, S. W. (1940): Hypothalamic lesions and adipostity in the rat. The Anatomical Record, 78, 149–172, und Balagura (1973).

3 Fressverhalten von Ratten nach Zerstörung des lateralen Hypothalamus: Anand, B. K., Brobeck, J. R. (1951): Hypothalamic control of food intake in rats and cats. Yale Journal of Biology and Medicine, 24, 123–140.
Beschreibung der näheren Umstände dieses Experiments: Brobeck, J. R. (1993): Remembrance of experiments almost forgotten. Appetite, 21, 225–231.

4 Die Theorie eines dualen Zentrums im Hypothalamus: Stellar, E. (1954): The physiology of motivation. Psychological Review, 101, 301–311.

5 Die klassische Studie zur neurochemischen Beeinflussung der Nahrungsaufnahme: Grossman, S. P. (1960): Eating or drinking elicited by direct adrenergic or cholinergic stimulation of hypothalamus. Science, 132, 301–302.

Einen verständlichen Überblick über Neurotransmitter, die das Essverhalten steuern, gibt Klaus, S. (2014): Hunger entsteht im Gehirn. In: Verflixtes Schlaraffenland. Wie Essen und Psyche sich beeinflussen (S. 18–27). Bonn: aid Infodienst Ernährung, Verbraucherschutz e.V.

6 Überblicksarbeiten zur zentralnervösen Steuerung der Nahrungsaufnahme:

Berthoud, H.-R. (2002): Multiple neural systems controlling food intake and body weight. Neuroscience and Biobehavioral Reviews, 26, 393–428.

Berthoud, H.-R., Morrison, C. (2008): The brain, appetite and obesity. Annual Review of Psychology, 59, 55–92.

Langhans, W., Geary, N. (2010): Overview of the Physiological Control of Eating. In: W. Langhans, N. Geary (Hg.): Frontiers in Eating and Weight Regulation (S. 9–53). Basel: Karger.

Schwartz, G. J., Zeltser, L. M. (2013): Functional organization of neuronal and humoral signals regulating feeding behavior. Annual Review of Nutrition, 33, 1–21.

Schwartz, M. W., Woods, S. C., Porte Jr., D., Seeley, R. J., Baskin, D. G. (2000): Central nervous system control of food intake. Nature, 404, 661–671.

Woods, S. C., Schwartz, M. W., Baskin, D. G., Seeley, R. J. (2000): Food intake and the regulation of body weight. Annual Review of Psychology, 51, 255–277.

7 Eine Studie zum erlebten Hunger beim Fasten: Silverstone, J. T., Stark, J. E., Buckle, R. M. (1966): Hunger during total starvation. The Lancet, 287, 1343–1344.

8 Das Experiment zum Hungererleben bei kognitiver Dissonanz: Brehm, J. W. (1969): Modification of hunger by cognitive dissonance. In: P. G. Zimbardo (Hg.): The cognitve control of motivation (S. 22–29). Glenview, Illinois: Scott, Foresman & Company.

9 Studien zur Außenreizabhängigkeit der Nahrungsaufnahme werden zusammengefasst bei Wansink, B. (2004): Environmental factors that increase the food intake and consumption volume of unknowing consumers. Annual Review of Nutrition, 24, 455–479.

10 Essen über die Sättigungsgrenze hinaus: Cornell, C. E., Rodin, J., Weingarten, H. (1989): Stimulus-induced eating when satiated. Physiology & Behavior, 45, 695–704.
Levitsky, D. A., Youn, T. (2004): The more food young adults are served, the more they overeat. Journal of Nutrition, 134, 2546–2549.

11 Die konditionierte Ingangsetzung des Essverhaltens wurde zuerst in Tierexperimenten demonstriert: Weingarten, H. P. (1983): Conditioned cues elicit feeding in sated rats: A role for learning in meal initiation. Science, 220, 431–433.
Die entsprechende Studie an Kindern: Birch, L. L., Mc Phee, L., Sullivan, S., Johnson, S. (1989): Conditioned meal initiation in young children. Appetite, 13, 105–113.

12 Das Funktionsprinzip der Nahrungsaufnahme geht über homöostatische Mechanismen hinaus. Lernprozesse spielen darin die entscheidende Rolle: Ramsay, D. S., Seeley, R. J., Bolles, R. C., Woods, S. C. (1996): Ingestive homeostasis: the primacy of learning. In: E. D. Capaldi (Hg.): Why we eat what we eat: the psychology of eating (S. 11–27). Washington DC: American Psychological Association.

1 Darwin, C. (1877): A biographical sketch of an infant, Mind, 285–294, S. 288.

2 Cabanac, M. (1971): Physiological role of pleasure, Science, 1103–1107, S. 1104.

3 Die Steuerung des Fressverhaltens der Fliege ist nachzulesen bei: Dethier, V. G., Bodenstein, D. (1958): Hunger in the Blowfly. Zeitschrift für Tierpsychologie, 15, 129–140.
Zur Frage des Bewusstseins bei Tieren: Low, P. et al. (2012): Cambridge Declaration on Consciousness in Non-Human Animals. Francis crick memorial conference on consciousness in human and non-human animals. University of Cambridge, Cambridge.

4 Die vermutlich erste systematische Untersuchung geschmacksinduzierter mimischer Reaktionen bei Neugeborenen: Steiner, J. E. (1979): Human facial expressions in response to taste and smell stimulation. Advances in Child Development and Behavior, 13, 257–295.
Nochmals genauer untersucht von Rosenstein, D., Oster, H. (1988): Differential facial responses to four basic tastes in newborns. Child Development, 59, 1555–1568.
Mimische Reaktionen auf Geschmacksreize bei Erwachsenen: Greimel, E., Macht, M., Krumhuber, E., Ellgring, H. (2006): Facial and affective reactions to tastes and their modulation by sadness and joy. Physiology & Behavior, 89, 261–269.
»Mimische« Reaktionen auf Geschmacksreize bei der Ratte: Grill, H. J., Norgren, R. (1978): The taste reactivity test. I. Oral-facial responses to gustatory stimuli in neurologically normal rats. Brain Research, 143, 263–279.
Speciesübergreifende Darstellung: Berridge, K. C. (2000): Measuring hedonic impact in animals and infants: microstructure of affective taste reactivity patterns. Neuroscience and Biobehavioral Reviews, 24, 173–198.

Steiner, J. E., Glaser, D., Hawilo, M. E., Berridge, K. C. (2001): Comparative expression of hedonic impact: affective reactions to taste by human infants and other primates. Neuroscience and Biobehavioral Reviews, 25, 53–74.

5 Zur Nahrungsvielfalt im menschlichen Essverhalten siehe zum Beispiel: Dufour, D. L., Sander, J. B. (2000): Insects. In: Kiple, K. F., Ornelas, K. C., S. 546–554, und Aaronson, S. (2000). Fungi, ebenda, S. 313–334.

6 Wilkins, L., Richter, C. P. (1940): A great craving for salt by a child with cortico-adrenal insufficieny. Journal of the American Medical Association, 114, 866–868.

7 Nahrungsverlangen und Pica während der Schwangerschaft: Orloff, N. C., Holmes, J. M. (2010): Pickles and ice cream: Food cravings in pregnancy: hypotheses, preliminary evidence, and directions for future research. Frontiers in Psychology, 5, Article 1976.

Young, S. L. (2010): Pica in pregnancy: New ideas about an old condition. Annual Review of Nutrition, 30, 403–422.

8 Kritische Diskussion des angeborenen Appetits: Galef, B. G. (1991): A contrarian view of the wisdom of the body as it relates to dietary self-selection. Psychological Review, 98, 218–223.

Schulkin, J. (2005): Curt Richter: a life in the laboratory. Baltimore: John Hopkins University Press, S. 47–76.

9 Curt Richters Thiaminexperiment: Schulkin (2005), S. 65. Zu den Folgen eines Thiaminmangels: Biesalski, H.-K., Grimm, P. (2011): Taschenatlas der Ernährung. Stuttgart: Thieme, S. 164.

10 Nahrungsaversionslernen und »Preparedness«: Garcia, J., Koelling, R. A. (1966): Relation of cue to consequences in avoidance learning. Psychonomic Science, 4, 123–124.

Seligman, M. E. P., Hager, J. L. (1972): Biological boundaries of learning. New York: Appleton-Century-Crofts.

11 Wie es Ratten gelingt, einen Thiaminmangel ohne angeborenen Appetit für Thiamin auszugleichen: Rozin, P. (1967): Spe-

cific aversions as a component of specific hungers. Journal of Comparative and Physiological Psychology, 64, 237–242.

12 Vorkommen von Nährstoffen in der Nahrung: Deutsche Gesellschaft für Ernährung (2009): Die Nährstoffe. Bonn; sowie Biesalski & Grimm (2011).

13 Im beschriebenen Experiment zur erworbenen Proteinpräferenz zeigte sich die Bevorzugung des proteinassoziierten Geschmacks vor allem in den späten Abschnitten der Mahlzeit, insbesondere bei den Puddingvarianten: Gibson, E. L., Wainwright, C. J., Booth, D. A. (1995): Disguised protein in lunch after low-protein breakfast conditions food-flavor preferences dependent on recent lack of protein intake. Physiology & Behavior, 58, 363–371.

Ein erlernter Appetit für kohlenhydratreiche Nahrung wurde demonstriert von Booth, D. A., Mather, P., Fuller, J. (1982): Starch content of ordinary foods associatively conditions human appetite and satiation, indexed by intake and eating pleasantness of starch-paired flavours. Appetite, 163–184.

Die Humanexperimente zum Geschmacks-Nährstoff-Lernen werden methodenkritisch zusammengefasst von Yeomans, M. (2012): Flavour-nutrient learning in humans: An elusive phenomenon? Physiology & Behavior, 106, 345–355. Ein Humanexperiment zum Geschmacks-Geschmacks-Lernen: Capaldi, E. D., Privitera, G. J. (2008): Decreasing dislike for sour and bitter in children and adults. Appetite, 50, 139–145.

Zu pränatalen Lernprozessen siehe Gibson, E. L., Brunstrom, J. M. (2007): Learned influences on appetite, food choice, and intake: evidence in human beings. In: Cooper, S. J., Kirkham, T. C. (Hg.): Appetite and body weight: integrative systems and the development of anti-obesity drugs (S. 271–300). London: Academic Press. Die Arbeit gibt einen Überblick über die Bedeutung von Lernprozessen im menschlichen Essverhalten.

Den Begriff der metabolischen Erwartung ist entnommen aus Booth, D. A. (1977): Appetite and satiety as metabolic expectancies. In: Y. Katsuki, M. Sato, S. F. Takagu, Y. Oomura (Hg.): Food Intake and Chemical Senses (S. 317–330). Tokyo: University of Tokyo Press.

Die Studie zum Zusammenhang zwischen Hunger und Verlangen nach Schokolade: Gibson, E. L., Desmond, E. (1999). Chocolate craving and hunger state: implications for the acquisition and expression of appetite and food choice. Appetite, 32, 219–240.

14 Der Junge, den man 1724 auf einem Feld bei Hameln fand: Blumenthal, P. J. (2005): Kaspar Hausers Geschwister. München: Piper, S. 126.

Weiteres zum Essverhalten von Findelkindern siehe Zingg, R. M. (1940): Feral man and extreme cases of isolation. American Journal of Psychology, 53, 487–517, S. 506–509.

15 Einfluss des Verhaltens Erwachsener auf die Nahrungspräferenz von Kindern: Addessi, E., Galloway, A. T., Visalberghi, E., Birch, L. L. (2005): Specific social influences on the acceptance of novel foods in 2–5-year-old children. Appetite, 45, 264–271.

Die Feldstudie zur sozialen Anregung des menschlichen Essverhaltens stammt von de Castro, J. M. (1990): Social facilitation of duration and size but not rate of the spontaneous meal intake of humans. Physiology & Behavior, 47, 1129–1135.

16 Die Interviews wurden im Rahmen eines Forschungspraktikums an der Universität Würzburg von Jessica Golms und Marie A. Kramer geführt und ausgewertet. Golms, J., Kramer, M. A. (2004): Geschmackserinnerungen – Esssituationen im autobiografischen Gedächtnis. Forschungsbericht Lehrstuhl für Psychologie I: Universität Würzburg.

17 Zum Erwerb der Präferenz für Chilipfeffer: Rozin, P., Schiller, D. (1980): The nature and acquisition of a preference for chili pepper by humans. Motivation and Emotion, 4, 77–101.

Wie Nahrungsgewohnheiten zur sozialen Unterscheidung genutzt werden: Bourdieu, P. (1987): Die feinen Unterschiede: Kritik der gesellschaftlichen Urteilskraft. Frankfurt am Main: Suhrkamp.

18 Paul Thomas Young veröffentlichte zahlreiche Arbeiten zum Thema »Essen und Emotion«, zum Beispiel: Young, P. T. (1957): Psychologic factors regulating the feeding process. American Journal of Clinical Nutrition, 5, 154–161.

19 Körperliche Empfindungen bei Hunger: Monello & Mayer (1967) sowie Schultz-Gambard, E. (1988): Indikatoren von Hunger. Psychophysiologische Untersuchung zur Wirkung einer 24-stündigen Nahrungsdeprivation. Dissertation, Universität Bielefeld.

Durch Nahrungsdeprivation hervorgerufene Veränderung der Tastwahrnehmung im Mund: Topolinski, S., Türk-Pereira, P. (2012): Mapping the tip of the tongue – deprivation, sensory sensitisation, and oral haptics. Perception, 41, 71–92.

20 Balzac, Honoré de (1981): Vetter Pons. Zürich: Diogenes Verlag, S. 27.

Experiment zur Blutglucosesenkung durch unwissentliche Insulininfusion: Gold, A. E., MacLeod, K. M., Frier, B. M., Deary, I. J. (1995): Changes in mood during acute hypoglycemia in healthy participants. Journal of Personality and Social Psychology, 68, 498–504.

21 Derek Denton vertritt die Position, dass ursprüngliche Gefühlszustände, wie sie mit Hunger, Schmerz und Schlaf verbunden sind, in der Evolution zur Entstehung von Bewusstsein führten: Denton, D. A., McKinley, M. J., Farrell, M., Egan, G. F. (2009): The role of primordial emotions in the evolutionary origin of consciousness. Consciousness and Cognition, 18, 500–514.

22 Der sprichwörtliche Appetit, der beim Essen kommt: Yeomans, M. (1996): Palatability and the micro-structure of feeding in humans: the appetizer effect. Appetite, 27, 119–133.

Experimente zur Veränderung von Kau- und Schluckmustern durch Wohlgeschmack: Bellisle, F., LeMagnen, J. (1980): The analysis of human feeding patterns: the edogram. Appetite, 1, 141–150.

Bellisle, F., LeMagnen, J. (1981): The structure of meals in humans: Eating and drinking patterns in lean and obese subjects. Physiology and Behavior, 27, 649–658.

Die Emotionsfamilie

1 Zimmer, D. E. (1981): Die Vernunft der Gefühle. München: R. Piper & Co. Verlag, S. 258 (Interview mit Edmund O. Wilson).

2 Eine Studie zur Häufigkeit von Emotionen im Alltag: Scherer, K. R., Wranik, T., Sangsue, J., Tran, V., Scherer, U. (2004): Emotions in everyday life: probability of occurrence, risk factors, appraisal and reaction patterns. Social Science Information, 43, 499–570.

3 Meyer, W. U., Schützwohl, A., Reisenzein, R. (1993): Einführung in die Emotionspsychologie (Band 1). Bern: Huber, S. 15.

4 Beispiele für Emotionsdefinitionen: Solomon, R. C. (2000): Gefühle und der Sinn des Lebens. Frankfurt: Zweitausendeins, S. 106.

5 Nähere Erläuterung des Emotionskreises: Scherer, K. et al. (2013): The GRID meets the wheel: assessing emotional feeling via self-report. In: J. J. R. Fontaine, Scherer, K. R., Soriano, C. (Hg.): Components of emotional meaning: A sourcebook. Oxford: Oxford University Press, S. 281–298.

Zum Ausdrucksverhalten bei Emotionen: Ellgring, H. (1986): Nonverbale Kommunikation. In: H. S. Rosenbusch (Hg.): Körpersprache in der schulischen Entwicklung (S. 7–48). Baltmannsweiler: Pädagogischer Verlag Burgbücherei Schneider.

6 Definition und Funktion von Emotionen: Kleinginna, P. R., Kleinginna, A. M. (1981): A categorized list of emotion definitions with suggestions for a consensual definition. Motivation and Emotion, 5, 345–379.

Scherer, K. R. (1984): On the nature and function of emotion. In: K. R. Scherer, Ekman, P. (Hg.): Approaches to emotion (S. 293–318). Hillsdale, New Jersey: Lawrence Erlbaum Associates.

Frijda, N. (1986): The emotions. Cambridge: Cambridge University Press.

Lazarus, R. S., Lazarus, B. N. (1994): Passion and reason. New York: Oxford University Press, S. 179–181.

Konzept der Basisemotionen: Ekman, P. (1992): An argument for basic emotions. Cognition and Emotion, 6, 169–200.

Zur Funktion einzelner Emotionen: Frijda (1986) und Izard, C. E., Ackerman, B. P. (2000): Organizational and motivational functions of discrete emotions. In: Lewis, M., Haviland, J. M. (Hg.): Handbook of emotions (S. 253–264). New York: Guilford Press.

Zur Funktion von Freude: Frederickson, B. (1998): What good are positive emotions? Review of General Psychology, 2, 300–319.

7 Das beschriebene Experiment stammt von Chapman, H. A., Kim, D. A., Susskind, J. M., Anderson, A. K. (2009): In bad taste: Evidence for the oral origins of moral disgust. Science, 323, 1222–1226.

Einführung in die Psychologie des Ekels: Rozin, P., Haidt, J. McCauley, C. R. (2000): Disgust. Handbook of emotions, 637–653.

8 Carus (1846), zit. nach Schneider, K. (1990): Emotionen. In: H. Spada (Hg.): Lehrbuch Allgemeine Psychologie (S. 403–499). Bern: Huber.

Stimmungen als Signalsysteme: Thayer, R. E. (2001): Calm energy – how people regulate mood with food and exercise. Oxford: Oxford University Press.

Die Wege der Gefühle zum Essen

1 Die Bibel oder die ganze Heilige Schrift des Alten und Neuen Testaments. Württembergische Bibelanstalt (1966), Stuttgart, S. 690.

2 Das beschriebene Experiment zur emotionskongruenten Modulation des Essverhaltens: Macht, M., Roth, S., Ellgring, H. (2002): Chocolate eating in healthy men during experimentally induced sadness and joy. Appetite, 39, 147–158.
Eine weitere Studie dazu stammt von Willner, P., Healy, S. (1994): Decreased hedonic responsiveness during a brief depressive mood swing. Journal of Affective Disorders, 32, 13–20.
Erleben und Verhalten bei Traurigkeit und Freude: Frijda (1986), Frederickson (1998), Izard & Ackerman (2000).

3 Schachter, S., Goldman, R., Gordon, A. (1968): Effects of fear, food deprivation, and obesity on eating. Journal of Personality & Social Psychology, 10, 91–97.

4 Zum Zusammenhang zwischen Stress und Nahrungsaufnahme: Robbins, T. W., Fray, P. J. (1980): Stress-induced eating: fact, fiction or misunderstanding? Appetite, 1, 103–133.
Greeno, G. G., Wing, R. R. (1994): Stress-induced eating. Psychological Bulletin, 115, 444–464.
Strongman, K. T. (1965): The effect of anxiety on food intake in the rat. Quarterly Journal of Experimental Psychology, 17, 255–260.
Strongman, K. T., Coles, M. G. H., Remington, R. E., Wookey, P. E. (1970): The effect of shock duration and intensity on the ingestion of food of varying palatability. Quarterly Journal of Experimental Psychology, 22, 521–525.

5 Häufigkeit von Diätverhalten: Hill, A. J. (2017): Prevalence and demographics of dieting. In: K. Brownell, Walsh, B. T. (Hg.): Eating Disorders and Obesity. A Comprehensive Handbook (S. 103–108). New York: Guilford Press.

Brunner, F., Resch, F. (2015): Diätverhalten und Körperbild im gesellschaftlichen Wandel. In: S. Herpertz et al. (Hg.): Handbuch Essstörungen und Adipositas (S. 9-14). Berlin Heidelberg: Springer.

6 Wirksamkeit und ökonomische Bedeutung von Diäten: Mann, T. (2015): Secrets from the eating lab. New York: Harper Collins., Kapitel 1.

Neumark-Sztainer, D., Loth, K. A. (2017): The impact of dieting. In: K. Brownell, Walsh, B. T. (Hg.): Eating disorders and obesity. A comprehensive Handbook (S. 109–115). New York: Guilford Press; Hill (2017).

7 Zur Enthemmung gezügelten Essverhaltens: Herman, C. P., Polivy, J. (1980): Restrained eating. In: A. J. Stunkard (Hg.): Obestiy (S. 208–225). Philadelphia: W. B. Saunders.

Herman, C. P., Polivy, J. (1975): Anxiety, restraint and eating behavior. Journal of Abnormal Psychology, 84, 662–672.

Westenhöfer, J. (1996): Gezügeltes Essverhalten und Störbarkeit des Essverhaltens. Göttingen: Hogrefe.

8 Fünf Wege der Emotionen zum Essverhalten: Macht, M. (2008): How emotions effect eating: a five way model. Appetite, 50, 1–11.

9 Holzhaider, H.: »Das bin doch nicht ich«, Süddeutsche Zeitung, Freitag, 25. Juni 2010, Nr. 143, S. 47.

10 Zur Erfassung und Einteilung von Emotionsregulationsstrategien: Thayer, R. E., Newman, J. Robert, McClain, T. M. (1994): Self-regulation of mood: Strategies for changing a bad mood, raising energy, and reducing tension. Journal of Personality and Social Psychology, 67, 910–925.

Parkinson, B., Totterdell, P. (1999): Classifying affect-regulation strategies. Cognition and Emotion, 13, 277–303.

Gross, J. J. (1998): The emerging field of emotion regulation. Review of General Psychology, 2, 271–299.

11 Ein Experiment zur Wirkung verschiedener Emotionsregulationsstrategien: Gross, J. W. (1998): Antecedent- and response-focused emotion regulation: divergent consequences

for experience, expression and physiology. Journal of Personality and Social Psychology, 74, 224–237.

12 Der Dialog mit einer alexithymen Patientin: Bagby, R. M., Taylor, G. J. (1997): Affect dysregulation and alexithymia. In: G. J. Taylor, Bagby, R. M., Parker, J. D. A. (Hg.): Disorders of affect regulation: Alexithymia in medical and psychiatric illness (S. 26–45). Cambridge: Cambridge University Press, S. 32–33 (Übersetzung hier: Dr. Jochen Müller).
Ein Überblick zum Alexithymie-Konzept: Müller, J. (2003): Psychophysiologische Reaktivität bei Alexithymie. Dissertation. Universität Würzburg.

Der Besänftigungseffekt des Essens

1 Hebb, D. O. (1949): The Organization of Behavior. Wiley, New York, S. 203.

2 Zur Geschichte der Schokolade: Davidson, A. (1999): Chocolate. In: A. Davidson (Hg.): The Oxford Companion to Food (S. 176–181). Oxford: Oxford University Press.
Ein historischer Überblick über die medizinische Nutzung des Kakaos: Dillinger, T. L., Barriga, P., Escárcega, S., Jimenez, M., Salazar Lowe, D., Grivetti, L. E. (2000): Food of the gods: cure for humanity? A cultural history of the medicinal and ritual use of chocolate. The Journal of Nutrition, 130, S. 2057–2072.

3 Studien zum Verlangen nach und Konsum von Schokolade: Hetherington, M. M., MacDiarmid, J. I. (1993): »Chocolate addiction«: a preliminary study of its description and its relationship to problem eating. Appetite, 21, 233–246.
Hill, A. J., Heaton-Brown, L. (1994): The experience of food craving: a prospective investigation in healthy women. Journal of Psychosomatic Research, 38, 801–814.
Zur Schokoladenherstellung: Ziegleder, G., Danzl, W. (2016):

Das Conchieren. Die Entstehung des feinen Schokoladengeschmacks. Journal Culinaire, 23, 104–109.

4 Im Kakao enthaltene Aromastoffe: Vilgis, T. (2016): Schokoladengenuss unter molekularer Kontrolle. Journal Culinaire, 23, 92–103.

Das psychopharmakologische Experiment zur emotionalen Wirkung von Kakao: Smit, H. J., Gaffan, E. A., Rogers, P. J. (2004): Methylxanthines are the psycho-pharmacologically active constituents of chocolate. Psychopharmacology, 176, 412–419.

5 Das Verlangen nach Nahrung ist, selbst wenn es suchtartige Eigenschaften bekommt, hauptsächlich nicht auf die Wirkung psychoaktiver Substanzen zurückzuführen. Weiteres hierzu bei Rogers, P. J., Smit, H. J. (2000): Food craving and food »addiction«: a critical review of the evidence from a biopsychosocial perspective. Pharmacology, Biochemistry and Behavior, 66, 3–14.

6 Serotonin-Hypothese: Wurtman, R. J., Wurtman, J. J. (1989): Carbohydrates and depression. Scientific American, 260, 50–57.

Experiment zur Wirkung kohlenhydratreicher Nahrung auf Stressreaktionen: Markus, C. R., Panhuysen, G., Tuiten, A. (1998): Does carbohydrate-rich, protein-poor food prevent a deterioration of mood and cognitive performance of stress-prone subjects when subjected to a stressful task? Appetite, 31, 49–65.

Studien, die zeigen, dass selbst geringe Proteinmengen die selektive Erhöhung von Tryptophan im Blut verhindern, sind zusammengefasst bei Benton, D. (2002): Carbohydrate ingestion, blood glucose and mood. Neuroscience and Biobehavioral Reviews, 26, 293–308.

7 Die Studie mit den Säuglingen stammt von Smith, B. A., Fillion, T. J., Blass, E. M. (1990): Orally mediated sources of calming in 1- to 3-day-old human infants. Developmental Psychology, 26, 731–737, die Studie mit den Erwachsenen

von Macht, M., Müller, J. (2007): Immediate effects of chocolate on experimentally induced mood states. Appetite, 49, 667–674.

8 Das Laborexperiment zur stressbedingten Steigerung des Schokoladenkonsums: Willner, P., Benton, D., Brown, E., Survijt, C., Davies, G., Morgan, J., Morgan, M. (1998): »Depression« increases »craving« for sweet rewards in animal and human models of depression and craving. Psychopharmacology, 136, 272–283.

Die Untersuchungsreihe, die eine dämpfende Wirkung wohlschmeckender Nahrung auf verschiedene Stressindikatoren nachweist: Ulrich-Lai, Y. M. et al. (2010): Pleasurable behaviors reduce stress via brain reward pathways. Proceedings of the National Academy of Sciences, 107, 20529–20534.

9 Die autobiografische Erinnerung an die Mahlzeiten mit Hühnerfrikassee: Auster, P. (1990): Mond über Manhattan, Rowohlt, Reinbek, S. 371.

10 Studie zu Nahrungsassoziationen: Lyman, B. (1989): A psychology of food, more than a matter of taste. New York: Van Nostrand Reinhold, S. 131–138.

Weitere Beispiele für Nahrungserinnerungen im autobiografischen Gedächtnis: Hartmann, A. (1994): Zungenglück und Gaumenqualen. Geschmackserinnerungen. München: Beck.

11 Studien zur erlebten Geborgenheit beim Essen von Trostnahrung: Troisi, J. D., Gabriel, S. (2011): Chicken soup really is good for the soul: »comfort food« fulfills the need to belong. Psychological Science, 22, 747–753.

Troisi, J. D., Gabriel, S., Derrick, J. L., Geisler, A. (2015): Threatened belonging and preference for comfort food among the securely attached. Appetite, 90, 58–64.

12 Henkersmahlzeiten in texanischen Gefängnissen: Bernard, A. (2001): Das letzte Gericht. Henkersmahlzeiten in den USA. In: Süddeutsche Zeitung, 10. August 2000, Nr. 183, S. 15.

13 Unsere Feldstudie zum emotionalen Befinden nach dem Verzehr eines Apfels und einer halben Tafel Schokolade: Macht, M., Dettmer, D. (2006): Everyday mood and emotions after eating a chocolate bar or an apple. Appetite, 46, 332–336.

14 Bei Kindern zeigt sich ein positiver Zusammenhang zwischen Nahrungspräferenz und Energiedichte der Nahrung: Birch, L. L., Doub, A. E. (2014): Learning to eat: birth to age 2 y. American Journal of Clinical Nutrition, 99, S. 723–728.

Fettinfusionen schwächen negative emotionale Reaktionen ab: Van Oudenhove, L. et al. (2011): Fatty acid-induced gut-brain signaling attenuates neural and behavioral effects of sad emotion in humans. Journal of Clinical Investigation, 121, 3094–3099.

Nährstoffsensoren im Magen: Sclafani, A. (2013): Gut-brain nutrient signaling: Appetition vs. satiation. Appetite, 71, 454–458.

Trostnahrungen haben oft eine hohe Energiedichte: Oliver, G., Wardle, J. (1999): Perceived effects of stress on food choice. Physiology and Behavior, 66, 511–515.

15 Die dämpfende Wirkung energiedichter Nahrung auf die hormonelle Stressreaktion: Dallman, M. F. et al. (2003): Chronic stress and obesity: a new view of »comfort food«. Proceedings of the National Academy of Sciences, 100, 11696–11701.

16 Epidemiologische Daten zur Verteilung von Adipositas in Deutschland über soziale Schichten, Alter und Geschlecht: Gößwald, A., Lange, M., Kamtsiuris, P., Kurth, B.-M. (2012): DEGS: Studie zur Gesundheit Erwachsener in Deutschland. Bundesgesundheitsblatt-Gesundheitsforschung-Gesundheitsschutz, 55, 775--780.

17 Die ethnologische Studie zu Aggression und Hypoglykämie: Bolton, R. (1973): Aggression and hypoglycemia among the Quolla: a study in psychobiological anthropology. Ethnology, 12, 227–257.

18 Glucoseverbrauch des Gehirns: Biesalski & Grimm (2011). S. 26.
Zum Begriff der Selbstkontrolle siehe zum Beispiel: Reinecker, H. (1999): Lehrbuch der Verhaltenstherapie. Tübingen: DGVT-Verlag, S. 300–326.

19 Erhöhte emotionale Reaktivität nach kurzzeitig verminderter Energiezufuhr: Macht, M. (1996): Effects of high- and low-energy meals on hunger, physiological processes and reactions to emotional stress. Appetite, 26, 71–88.
Verminderung aggressiver Tendenzen bei Kindern durch Glucose: Benton, D., Brett, V., Brain, P. F. (1987): Glucose improves attention and reaction to frustration in children. Biological Psychology, 24, 95–100.
Beobachtungen dazu an Erwachsenen: Benton, D., Owens, D. (1993): Is raised blood glucose associated with the relief of tension? Journal of Psychosomatic Research, 37, 723–735.

20 Der Fall der »karottensüchtigen« Frau: Kaplan (1996): Carrot addiction. Australian and New Zealand Journal of Psychiatry, 30, 698–700.

Die Rätsel des Gefühlsessens

1 Shakespeare, W. (1975): Historien. Parkland, Stuttgart, S. 195.

2 Essverhalten nach dem Erdbeben von Christchurch: Kuijer, R. G., Boyce, J. A. (2012): Emotional eating and its effect on eating behaviour after a natural disaster. Appetite, 58, 936–939.
Eine andere Studie mit ähnlichen Befunden: Carmassi, C., Bertelloni, C. A., Massimetti, G., Miniati, M., Stratta, P., Rossi, A. Dell'Osso, L. (2015): Impact of DSM-5 PTSD and gender on impaired eating behaviors in 512 Italian earthquake survivors. Psychiatry Research, 225, 64–69.

3 Macht, M., Simons, G. (2000): Emotions and eating in everyday life. Appetite, 35, 65–71.

Macht, M., Haupt, C., Ellgring, H. (2005): The perceived function of eating is changed during examination stress: a field study. Eating Behaviors, 6, 109–112.

4 Balzac, Honoré de: Vetter Pons (1981), S. 27. Das Essverhalten des trauernden Botschafters: de Winter, L. (1994): Hoffmans Hunger. Zürich: Diogenes.

5 Zusammenfassende Darstellung des »psychosomatischen Konzepts« des Übergewichts: Kaplan, H. I., Kaplan, H. S. (1957): The psychosomatic concept of obesity. Journal of Nervous and Mental Disease, 125, 181–201.

Eine neuere Überblicksarbeit zum Zusammenhang zwischen pathologischen Essmustern und Adipositas: McCuen-Wurst, C., Allison, K. C. (2018): Obesity, eating disorders and addiction. In: T. Wadden, Bray, G. A. (Hg.): Handbook of obesity treatment (S. 169–181). New York: Guilford Press.

Zum Zusammenhang zwischen Gefühlsessen und Übergewicht: Gibson, E. L. (2012): The psychobiology of comfort eating: implications for neuropharmacological interventions. Behavioural Pharmacology, 23, 442–460.

Nagl, M., Hilbert, A., de Zwaan, M., Braehler, E., Kersting, A. (2016): The German version of the Dutch eating behavior questionnaire: psychometric properties, measurement invariance, and population-based norms. PloS one, 11(9), e0162510.

6 Humanexperiment zum »Übersprungverhalten«: Cantor, M. B., Smith, S. E., Bryan, B. R. (1982): Induced bad habits: adjunctive ingestion and grooming in human subjects. Appetite, 3, 1–12.

7 Studie zur Aktivierung des Belohnungssystems bei Gefühlsessern, die bei negativer Stimmung Schokomilch trinken: Bohon, C., Stice, E., Spoor, S. (2009): Female emotional eaters show abnormalities in consummatory and anticipatory food reward: A functional magnetic resonance imaging study. International Journal of Eating Disorders, 42, 210–221.

Empfindlichkeit des Belohnungssystems und spätere Gewichtszunahme: Stice, E., Yorkum, S. (2017): Cognitive neuroscience and the risk for weight gain. In: K. Brownell, Walsh, B. T. (Hg.): Eating disorders and obesity. A comprehensive handbook (S. 78–83). New York: Guilford Press.

8 Emotionales Essverhalten und Hormone: Klump, K. L. et al. (2013): The interactive effects of estrogen and progesterone on changes in emotional eating across the menstrual cycle. Journal of Abnormal Psychology, 122, 131–137.

Ein genetisch bedingtes Merkmal des Dopaminsystems erhöht die Wahrscheinlichkeit von Gefühlsessen bei Jugendlichen, wenn sie einem emotional belastenden Erziehungsstil ausgesetzt waren: van Strien, T., Snoek, H. M., van der Zwaluw, C. S., Engels, R. C. M. E. (2010): Parental control and the dopamine D2 receptor gene (DRD2) interaction on emotional eating in adolescence. Appetite, 54, 255–261.

9 Das Harlow-Zitat ist folgendem Aufsatz entnommen: Harlow, H. (1958): The nature of love. American Psychologist, 13, 673–685 (S. 677). Übersetzung aus Slater, L. (2005): Von Menschen und Ratten. Weinheim: Beltz, S. 181.

10 Der Fall des Jungen wird beschrieben bei Bruch, H. (1961): Transformation of oral impulses in eatings disorders: a conceptual approach. Psychiatric Quarterly, 35, 458–481.

Weitere Darstellung von Bruchs Theorie: Bruch, H. (1969): Hunger and instinct. Journal of Nervous and Mental Disease, 149, 91–114.

11 Frühkindliche Einflüsse auf das Essverhalten werden zusammengefasst bei: Birch & Doub (2014).

Die neueren Studien zur Fütterungsstrategie »Trost durch Essen« stammen von Cynthia Stifter: Stifter, C. A., Anzman-Frasca, S., Birch, L. L., Voegtline, K. (2011): Parent use of food to soothe infant/toddler distress and child weight status. An exploratory study. Appetite, 57, 693–699.

Stifter, C. A., Moding, K. J. (2015): Understanding and measuring parent use of food to soothe infant and toddler distress: a longitudinal study from 6 to 18 months of age. Appetite, 95, 188–196.

Stifter, C. A., Moding, K. J. (2018): Infant temperament and parent use of food to soothe predict change in weight-for-length across infancy: early risk factors for childhood obesity. International Journal of Obesity, 42, 1631–1638.

Das Experiment zum emotionalen Essverhalten bei Kindern: Blissett, J., Haycraft, E., Farrow, C. (2010): Inducing preschool children's emotional eating: relation with parental feeding practices. American Journal of Clinical Nutrition, 32, 359–365.

12 Hebb, D. O. (1949): The organization of behavior. New York: John Wiley & Sons.

13 Bruch, H. (1991): Eßstörungen. Frankfurt a. M.: Fischer Verlag, S. 166.

14 David Booth war wohl der Erste, der das Phänomen des Gefühlsessens in die lernpsychologische Begrifflichkeit übertrug: Booth, D. A. (1989): Mood- and nutrient-conditioned appetites. In: Schneider, L. H., Cooper, S. J., Halmi, K. A. (Hg.): The psychobiology of human eating disorders: preclinical and clinical perspectives (Band 575, S. 122–135). New York: Annals of the New York Academy of Sciences.

Booth, D. A. (1994): Psychology of nutrition. London: Taylor & Francis.

15 Häufigkeit von Übergewicht und Adipositas: Sonntag, D., Schneider, S. (2015): Gesundheitsökonomische Folgen der Adipositas. In: S. Herpertz et al. (Hg.): Handbuch Essstörungen und Adipositas (S. 380–385). Berlin Heidelberg: Springer.

Boeing, H., Bachlechner, U. (2015): Deskriptive Epidemiologie von Übergewicht und Adipositas. In: S. Herpertz et al. (S. 371–378).

Abdominale Adipositas und Stress: Björntorp, P. (2001): Do stress reactions cause abdominal obesity? Obesity Reviews, 2, 73–86.

Durch Adipositas verursachte Krankheitskosten: Sonntag, D., Schneider, S. (2015).

16 Zur Geschichte der Binge-Eating-Störung: Gordon, R. A. (2017): The history of eating disorders. In: K. Brownell, Walsh, B. T. (Hg.): Eating disorders and obesity. A comprehensive handbook (S. 163–168). New York: Guilford Press.

Intensive emotionale Belastungen und die Entwicklung von Essstörungen: Felitti, V. J. (1993): Childhood sexual abuse, depression, and family dysfunction in adult obese patients – a case-control study. Southern Medical Journal, 86, 732–736.

Allison, K. C., Grilo, C. M., Masheb, R. M., Stunkard, A. J. (2007): High self-reported rates of neglect and emotional abuse, by persons with binge eating disorder and night eating syndrome. Behaviour Research and Therapy, 45, 2874–2883.

Häufigkeit von sexuellem Missbrauch in der Kindheit:

Häuser, W., Schmutzer, G., Brähler, E., Glaesmer, H. (2011): Misshandlungen in Kindheit und Jugend: Ergebnisse einer Umfrage in einer repräsentativen Stichprobe der deutschen Bevölkerung. Deutsches Ärzteblatt, 108, 287–294.

Wetzels, P. (1997): Zur Epidemiologie physischer und sexueller Gewalterfahrungen in der Kindheit. Hannover: Kriminologisches Forschungsinstitut Niedersachsen.

Sexueller Missbrauch in der Kindheit und Risiko für Essstörungen und Übergewicht: Caslini, M., Bartoli, F., Crocamo, C., Dakanalis, A., Clerici, M., Carrà, G. (2016): Disentangling the association between child abuse and eating disorders: a systematic review and meta-analysis. Psychosomatic Medicine, 78, 79–90.

Madowitz, J., Matheson, B. E., Liang, J. (2015): The relationship between eating disorders and sexual trauma. Eating and Weight Disorders-Studies on Anorexia Bulimia and Obesity, 20, 281–293.

Noll, J. G., Zeller, M. G., Trickett, P. K., Putnam, F. W. (2007): Obesity risk for female victims of childhood sexual abuse. Pediatrics, 120, e61–e67.

Palmisano, G. L., Innamorati, M., Vanderlinden, J. (2016): Life adverse experiences in relation with obesity and binge eating disorder: a systematic review. Journal of Behavioral Addictions, 5, 11–31.

17 Erhöhung der Dopaminfreisetzung im Nucleus accumbens durch Zucker: Avena, N. A., Rada, P., Hoebel, B. G. (2007): Evidence for sugar addiction: behavioral and neurochemical effects of intermittent, excessive sugar intake. Neuroscience and Biobehavioral Reviews, 32, 20–39.

Metaanalyse zum Vergleich der Erregungsmuster im Gehirn bei Substanzabhängigkeit und Adipositas: Garcia-Garcia, I. et al. (2014): Reward processing in obesity, substance addiction and non-substance addiction. Obesity Reviews, 15, 853–869.

Die Beschreibung des Studenten auf der Suche nach Schokolade ist einer Meldung der Deutschen Presseagentur entnommen. Abgerufen am 7.7.2019: www.zdf.de/nachrichten/heute/keine-schokolade-im-haus-25-jaehriger student-randaliert-100.html

Die Emotionen des gestörten Essverhaltens

1 Seneca-Brevier (1996). Herausgegeben und übersetzt von Ursula Blank-Sangmeister. Stuttgart: Reclam, S. 158.

2 Zitat einer magersüchtigen Patientin zum Hungererleben. Bruch, H. (1980): Der goldene Käfig. Frankfurt am Main: S. Fischer, S. 33–34.

3 Nähere Informationen zu Bulimie und Magersucht: Jacobi, C., Paul, T., Thiel, A. (2004): Essstörungen. Göttingen: Hogrefe.

Fairburn, C. G. (2008): Cognitive behavior therapy and eating disorders. New York: Guilford Press.

Häufigkeiten von Essstörungen in Deutschland: Hilbert, A., de Zwaan, M., Brähler, E. (2012): How Frequent Are Eating

Disturbances in the Population? Norms of the Eating Disorder Examination-Questionnaire. PloS one, 7(1): e29125.

4 Kaiserin Elisabeth von Österreich und ihre Essgewohnheiten: Vandereycken, W., van Deth, R., Meermann, R. (1996): Hungerkünstler, Fastenwunder, Magersucht: Eine Kulturgeschichte der Essstörungen. München: Deutscher Taschenbuch Verlag, S. 265 ff.

5 Zum Wandel des Schönheitsideals: Stice, E., Spangler, D., Agras, S. W. (2001): Exposure to media-portrayed thin-ideal images adversly affects vulnerable girls: a longitudinal experiment. Journal of Social and Clinical Psychology, 20, 270–288.

Sypeck, M. F., Gray, J. J., Etu, S. F., Ahrens, A. H., Mosimann, J. E., Wiseman, C. V. (2006): Cultural representations of thinness in women, redux: Playboy magazine's depiction of beauty from 1979 to 1999. Body Image, 3, 229–235.

Emotionale Wirkung niedrig- und hochkalorischer Nahrungshäppchen: Macht, M., Gerer, J., Ellgring, H. (2003): Emotions in overweight and normal-weight women immediately after eating foods differing in energy. Physiology and Behavior, 80, 367–374.

6 Franz Kafka: Sämtliche Erzählungen. Herausgegeben von Paul Raabe (1987), Frankfurt am Main: Fischer Taschenbuch Verlag, S. 165.

7 Franz Kafka: Vandereycken et al. (1996), S. 265 ff. und Fichter, M. M. (1988): Franz Kafkas Magersucht. Fortschritte der Neurologie – Psychiatrie, 56, 231–238.

Risikofaktoren von Essstörungen: Jacobi, C., de Zwaan, M., Hayward, C., Kramer, H. C., Agras, W. S. (2004): Coming to terms with risk factors for eating disorders: application of risk terminology and suggestions for a general taxonomy. Psychological Bulletin, 130, 19–65.

8 Familäre Einflüsse bei Magersucht: Karren, U. (1990): Die Psychologie der Magersucht. Bern Stuttgart Toronto: Huber Verlag, S. 56–58, 104–106.

9 Körperliche Veränderungen bei Essstörungen sind zusammengefasst bei: Brambilla, F., Montelone, P. (2003): Physical complications and physiological aberrations in eating disorders: a review. In: Maj, M., Halmi, K., Lopez-Ibor, J. J., Sartorius, N. (Hg.): Eating Disorders. Chichester: John Wiley & Sons, S. 139–192.

10 Psychische Folgen des Hungerns bei Kriegsgefangenen und der »Kult des Hefeschlagens«: Paul, H. (1955): Das Seelenleben des Dystrophikers auf Grund eigener Erfahrungen. Stuttgart: Thieme.

Die Überwindung problematischer Essmuster

1 Spinoza (1976; Original 1677): Die Ethik. Schriften und Briefe. Herausgegeben von Friedrich Bülow. Stuttgart: Alfred Kröner Verlag, S. 304.

2 Zu den Wirkungen von Diäten: Neumark-Sztainer (2017): Wiederauftreten von Esssymptomen nach einer Behandlung. Quadflieg, N., Fichter, M. (2015): Verlauf der Bulimia nervosa und der Binge-Eating-Störung. In: Herpertz, S. et al., (S. 63–69).

3 Die Bedeutung der Selbstbeobachtung in der Behandlung von Essstörungen: Fairburn (2008).

4 In einer randomisierten, kontrollierten Studie, die im Rehabilitationszentrum Bad Kissingen durchgeführt wurde, berichteten Patienten, die am Training teilnahmen, unmittelbar nach Trainingsende sowie einen und drei Monate später eine Abnahme emotionalen Essverhaltens und einen verbesserten Umgang mit belastenden Emotionen. Sie zeigten zudem eine Zunahme achtsamen und genussorientierteren Essverhaltens und eine geringere Irritierbarkeit durch Nahrungsreize: Macht, M., Lueger, T., Herrmann, K., Franke, W., Vogel, H. (2019): Evaluation eines achtsamkeitsbasierten Trainingsprogramms zur Modifikation emotionalen Essver-

haltens in der medizinischen Rehabilitation. Deutsche Rentenversicherung (Hg.) 28. Rehabilitationswissenschaftliches Kolloquium, Deutscher Kongress für Rehabilitationsforschung, DRV-Schriften Band 117, 366–368.

Weitere Studien zur Evaluation des Trainings: Herber, K. (2014): Auslöser und Modifikation emotionalen Essverhaltens – Feldstudien zum emotionalen Essverhalten und seiner Veränderung durch ein achtsamkeitsbasiertes Training. Dissertation, Philosophische Fakultät I, Universität Würzburg. https://opus.bibliothek.uni-wuerzburg.de.

5 Wie sich der Umgang mit Emotionen verbessern lässt, wird zum Beispiel beschrieben bei: Linehan, M. (1996): Trainingsmanual zur Dialektisch-Behavioralen Therapie der Borderline-Persönlichkeitsstörung. München: CIP-Medien.

Das Geheimnis des Genießens

1 Moses Mendelssohn (2009): Ausgewählte Werke. Band I: Schriften zur Metaphysik und Ästhetik 1755–1771. Wissenschaftliche Buchgesellschaft, Darmstadt, S. 46.

2 Singh, R. (2001): The Dalai Lama's Book of Daily Meditations. London: Rider Books, S. 77.

3 Macht, M., Meininger, J., Roth, J. (2005: The pleasures of eating: a qualitative analysis. Journal of Happiness Studies, 6, 137–160.

Bergler, R., Hoff, T. (2002): Genuss und Gesundheit. Köln: Kölner Universitätsverlag, S. 198.

4 Brockhaus Enzyklopädie Online (2014); Duden Etymologie (1963), Bibliographisches Institut Mannheim.

5 Kringelbach, M. (2015): The pleasure of food: underlying brain mechanisms of eating and other pleasures. Flavour, 4: 20.

Gehirnmechanismen der Lust; Kringelbach, M., Berridge, K. (2012): A joyful mind. Scientific American, 307, 40–45.

6 Das Zitat von Eugen von Vaerst stammt aus: Herre, F. (1984): Der vollkommene Feinschmecker: Eine Kulturgeschichte des Essens. Bergisch Gladbach: Gustav Lübbe, S. 121.

7 Brillat-Savarin, J.-A. (1979; Original 1826): Physiologie des Geschmacks. Frankfurt am Main: Insel Verlag, S. 199, 203, 204.

8 Zitat aus der Interviewstudie von Macht et al. (2005).

9 Zitat aus den von Golms & Kramer (2004) durchgeführten Interviews.

10 Zitat aus Bryant, F. B., Veroff, J. (2007): Savoring. A new model of positive experience. Mahwah, New Jersey: Lawrence Erlbaum Associates, S. 249 (Übersetzung des Autors).

11 Robinson, E., Aveyard, P., Daley, A., Jolly, K., Lewis, A., Lycett, D., Higgs, S. (2013): Eating attentively: a systematic review and meta-analysis of the effect of food intake memory and awareness on eating. American Journal of Clinical Nutrition, 97, 728–742.
Wieser, E. (2007): Validierung eines Fragebogens zum Essgenuss. Universität Würzburg: Institut für Psychologie, Lehrstuhl I.

12 Lutz, R. (2017): Euthyme Techniken (Genusstherapie). In E.-L. Brakemeier (Hg.): Verhaltenstherapie in der Praxis (S. 236–246). Weinheim: Beltz-Verlag, S. 236.

13 Die Feldstudie wird bei Bryant & Veroff (2007) beschrieben, S. 184–185.

14 Zitat aus den Interview-Transskripten von Macht, Meininger & Roth (2005); Wie man ein Butterbrot genießen kann: von Randow, G. (2003): Genießen. München: Deutscher Taschenbuch Verlag, S. 9–10.

Zum Schluss: Eine kurze Anleitung zum Umgang mit Essgefühlen

1 Steinbeck, J. (1984): Der rote Pony und andere Erzählungen. Ullstein, Frankfurt, S. 9.

2 Jäger, W. (2011): Vorwort in: Zölls, D., Zirkelbach, C., Proske, B.: Meisterliche Zen-Rezepte. Kösel-Verlag, München, S. 9.

Bildnachweis

Seite 21, 34, 85, 111, 129, 151, 163, 177 Le-Tex publishing Services nach Michael Macht

Seite 29 Le-Tex publishing Services unter Verwendung von Tefi/Shutterstock.com

Seite 46 Le-Tex publishing Services unter Verwendung von juliawhite/Shutterstock.com

Seite 48 Rosenstein, D., Oster, H. (1988). Differential facial responses to four basic tastes in newborns. Child Development, 59, 1555-1568

Seite 66 Le-Tex publishing Services nach Michael Macht

Seite 70 Modifizierte deutsche Fassung (Le-Tex publishing Services) der Abb. 18.6 in Scherer, K. R., Shuman, V., Fontaine, J. R. J., Soriano, C. (2013). The GRID meets the Wheel: Assessing emotional feeling via self-report. In Fontaine, J.R.J., Scherer, K.R., Soriano, C. (Eds.): Components of emotional meaning: A sourcebook (pp. 281-298). Oxford: Oxford University Press.

Seite 137, 181 privat

Seite 144 li. picture-alliance / IMAGNO/Gerhard Trumler / Anonym

Seite 144 re. picture alliance / Photoshot

Ben Ambridge

Das Psycho-Test-Buch

Psychologie zum Mitmachen

Sind blaue Augen weniger vertrauenerweckend als grüne? Warum sind Jazz-Liebhaber eher unsportlich und Heavy-Metal-Fans eher sportlich? Was hat eine funktionale Fixierung mit einer Kerze, einer Streichholzschachtel und Reißnägeln zu tun? Der renommierte britische Psychologe Ben Ambridge hat auf diese und viele andere Fragen eine Antwort. In seinem Psycho-Test-Buch zeigt er auf spielerische Weise, warum wir so denken, fühlen und handeln, wie wir es tun. Mit Dutzenden von Tests führt er seine Leser zu den psychologischen Rätseln unseres Alltags und erklärt ganz nebenbei die erstaunlichen Forschungsergebnisse der Psychologie.

»… ein unterhaltsamer Reiseführer durch das Reich der modernen Psychologie.«

Psychologie Heute

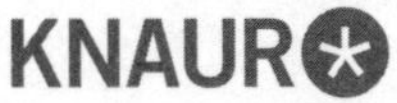